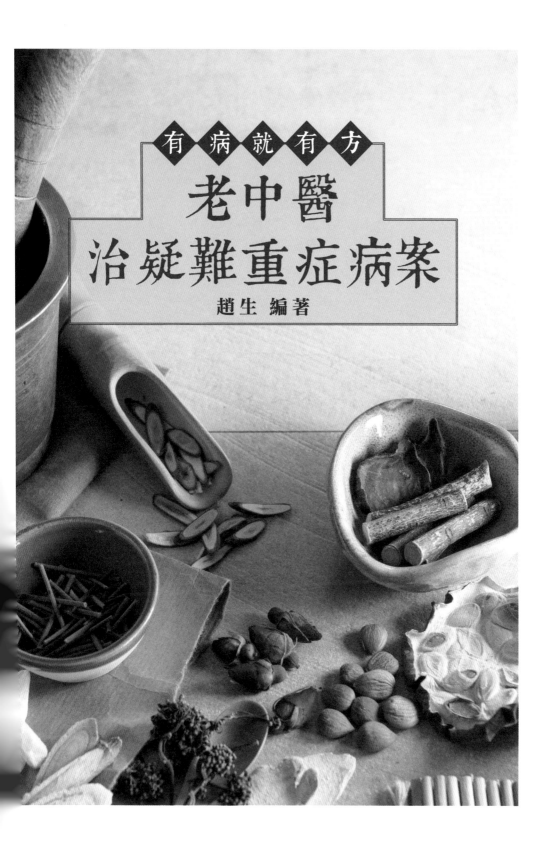

有病就有方

老中醫
治疑難重症病案

趙生 編著

自序

筆者從醫 50 年，從未間斷。最近抽時間將處理過的病案整理了一下，覺得其中有一些值得分享，故挑選其中 24 例，介紹治療疑難重症的心得。同時以真實個案為依據，探討中醫「異病同治」的科學基礎。有感於醫學理論通常都枯燥難明，本書盡量以通俗易懂的文字編寫，呈獻給讀者。

着手準備這批書稿的時候，我給自己定了三項標準：

一、 病案的選擇，以有效的實例為基礎。

二、 中醫術語的含意單一明確。

三、 經驗總結要合理、嚴格。醫學理論能夠重複被印證。

也就是説，要重視科學。只有符合科學的東西才能夠使人在未來的病例處理中，迅速作出有把握的推斷，並得出同樣的療效。

這樣做是想再三證明《傷寒論》、《金匱要略》學説，法度嚴明，實用性強。中醫經典著作，詞簡意奧，能夠闡幽發微，善繼善述，才稱得上是優秀的傳承者。本人天資不敏，研習大半生，充其量只能算是一名臨床實踐者。可嘆的是，臨床上能用純中醫方法診斷的人，在十幾億華人中現在已不足一萬，而且已經紛紛老去。社會進步，我們中醫怎樣用現代語言與科學界對話呢？無論是八綱辨證法，還是六經辨證法，與現代西方醫學是完全不同的思維體系。「脈理學」更加是艱澀難明。我們怎樣滿足社會的需求呢？是時候動動腦筋，坐言起行了。

在一個説得上是紮實、有序的社會結構之下，香港人用勤勞的雙手，在彈丸之地創造了繁榮和驚艷。同時，生活節奏急促，壓力巨大，如果得不到及時疏導，往往對人的精神和健康造成影響。在我接手的病例中，約有 70% 屬於都市病，其中不乏罕見疾病，屈指數來，在港從醫 46 載，見過的病無奇不有，生僻的不説，以讀者不陌生的算，有鬼剃頭、乾燥綜合症，牛皮癬、濕疹、硬皮症，重症肌無力、多發性硬化症，腎衰竭、各種良性腫瘤、病毒性濕疣、天疱瘡、紅斑狼瘡、情緒病等等。

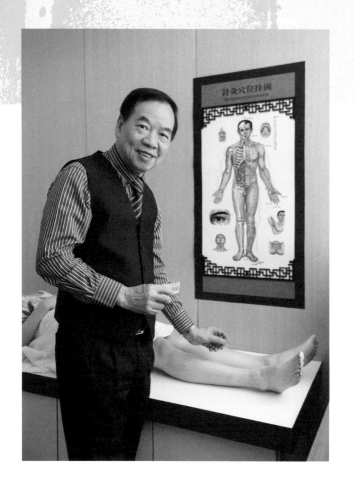

　　我作為一名老中醫，與香港的命運連結在一起，經歷了社會的起伏跌宕，閱盡了百姓蒼生的疾苦與快樂，當兒女已成材，自己已不必再為柴米油鹽分心的時候，最關心的是甚麼呢？最稱心的是甚麼呢？最稱心的事，就是陪病人一起打敗病魔。

香港中醫藥管理委員會
註冊中醫　趙生
2019 年 5 月

目錄

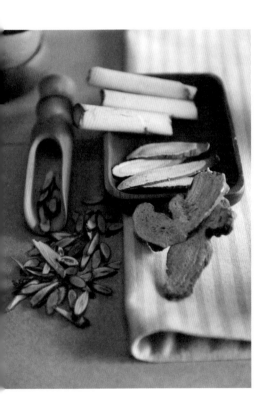

苓 桂 朮 甘 湯

五苓散

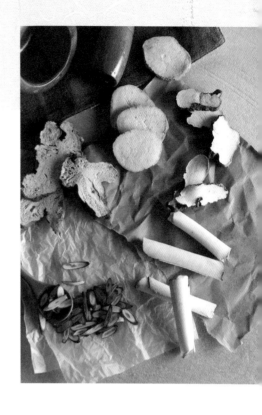

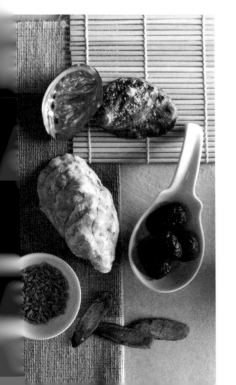

甘麥大棗湯
加石決明生牡礪

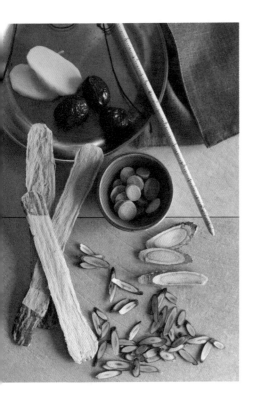

桂枝加黃芪湯

四逆湯

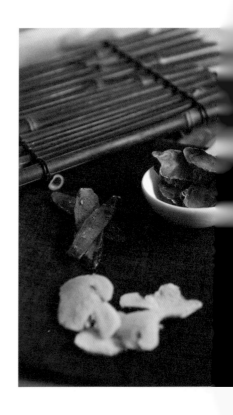

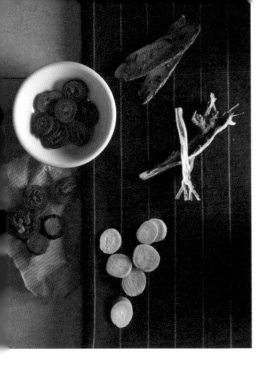

四 逆 散

其 他 方 劑

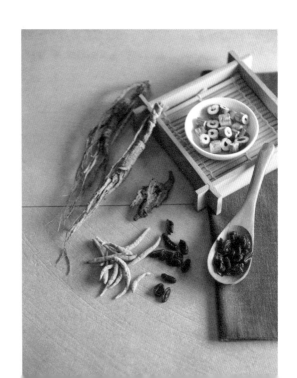

苓桂朮甘湯

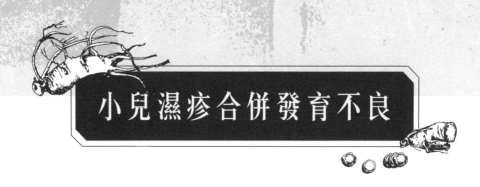

小兒濕疹合併發育不良

今天從早到午，有點枯燥。恰好這時門外傳來稚趣的童聲，是我的小小老朋友來了。轉眼 10 年過去，從前那個未滿周歲已全身濕疹、哭鬧不停的男嬰，如今已聰明活潑，小傢伙雖然身材瘦小，卻鬼馬精靈，小小的軀幹扛住顯得有點大的腦袋，臉龐被一副粗邊黑框的大眼鏡和一雙咕嚕咕嚕轉的黑眸子佔據了大半，配上一身跆拳道服裝，十足十卡通片裏跳出來的人物。

與這位「久經磨難」的老朋友緣起於 10 年前。那天上午，有位焦急的母親掛了當天最早的號，一手抱着哭鬧的嬰孩，一手提着孩子的「出行包」，氣喘吁吁地來到診所，嬰孩手、腳、面頰都長滿濕疹、掀開衣物遮蔽的地方，還有髮間頭皮，都無一倖免。小兒 10 個月大，體重輕於同齡孩子，看過西醫，接受類固醇治療，濕疹仍反覆發作，母親覺得治標不治本也不是辦法，於是尋醫問藥，欲求良方。

濕疹，西醫的觀點認為是免疫功能失調，免疫系統敵視自身皮膚組織，發起攻擊使之受破壞，皮膚組織從內潰瘍至表皮，造成皮損、痕癢、滲液。當時靠類固醇緩解症狀，由於容易形成對藥物的依賴，不得不逐漸加大類固醇用量，導致副作用顯現，持續或反覆使用類固醇的患者會更加纏綿難癒。

最新研究發現，濕疹與人體的菌種平衡有關，在濕疹患者的體內，可以找到少量的耐藥性細菌，既然藥物奈它不何，醫學界正尋找新方法，去破壞那些耐藥性細菌的細胞結構。

這個研究方向和中醫的觀點頗有契合之處。中醫處理濕疹，也是千方百計處理肌腠之邪，務求達邪外出。

初診，患兒濕疹很嚴重，全身多處皮膚破潰流滋，新舊皮痂錯雜，皮膚摸上去灼熱乾燥，小兒喜飲水，不思乳食。大便偏溏，小便黃，舌紅。辨為邪熱鬱表，裏虛津傷。初予「敏感煎」5劑，每日1劑。不效。

次診，患兒仍哭鬧不安，皮膚抓撓紅腫，類固醇藥膏也未能減量。細思，小兒臟腑柔弱，營衛未充，病於肌表，皮膚烘熱，仍屬太陽經肌腠之邪。又便溏，胃口差，中州不健，飲邪內生，屬太陰經裏證，此因患兒稟賦不足，脾虛運化無力，以致津少熱伏，化而為陽明熱證，見小便短少，渴欲飲水。欲解二陽合病兼夾太陰裏證，非經方莫屬。《金匱》「凡食少飲多，水停心下，……微者短氣」，是胃有微飲的證候。

選「苓桂朮甘湯」加防風、生地、銀柴胡，通陽滌飲，從小便排出微飲，解肌腠之邪。這條主方所治之證，實為中陽不足，不可一味清熱，當以溫藥和之。方中再取防風、生地、銀柴胡，生津液，解標實，止痕癢。處方5劑，安撫母親的憂慮之後，囑盡量減少類固醇用量。

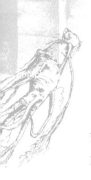

　　三診，患兒哭鬧明顯減少，其母親告知，服藥兩天後體表的灼熱減退，流滋開始收乾。診查見結痂增多，皮損減少。近日食量增加，睡眠轉好。從脈證未見他經傳變。按上方再進 5 劑。

　　如是者，守方治療 6 個星期，整體向癒。濕疹移向四肢末端，大部分都已結痂癒合。停用類固醇。

　　在濕疹基本治癒時，接續處理患兒的生長發育問題，因其稟賦不足，脾虛氣弱，以「苓桂朮甘湯」合「理中湯」溫中健脾，調治一段時間，飲食睡眠大為好轉。

　　隨後，遇有外感食傷之症，時不時來診，小傢伙眼見一天天長大了。

知 · 識 · 儲 · 備

小兒濕疹合併發育不良

病因：免疫功能失調。
典型症狀：皮膚痕癢，紅疹，皮損，滲液。
生活宜忌：忌用刺激性強的沐浴液，少吃蝦蟹、芒果、菠蘿。

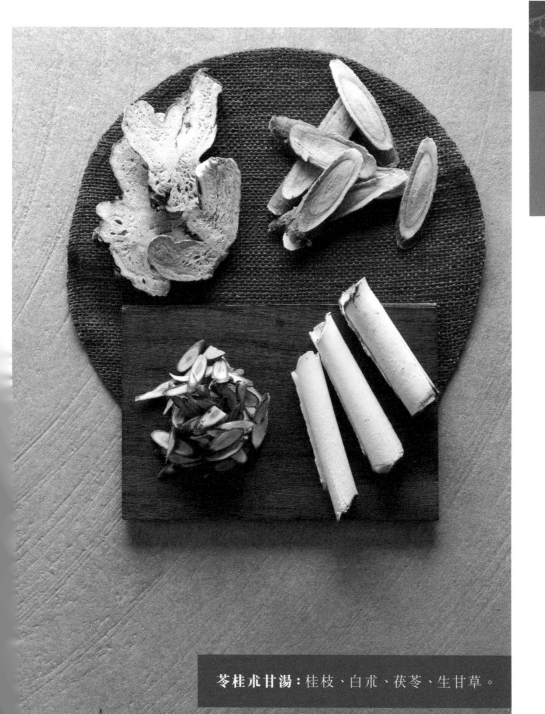

苓桂朮甘湯：桂枝、白朮、茯苓、生甘草。

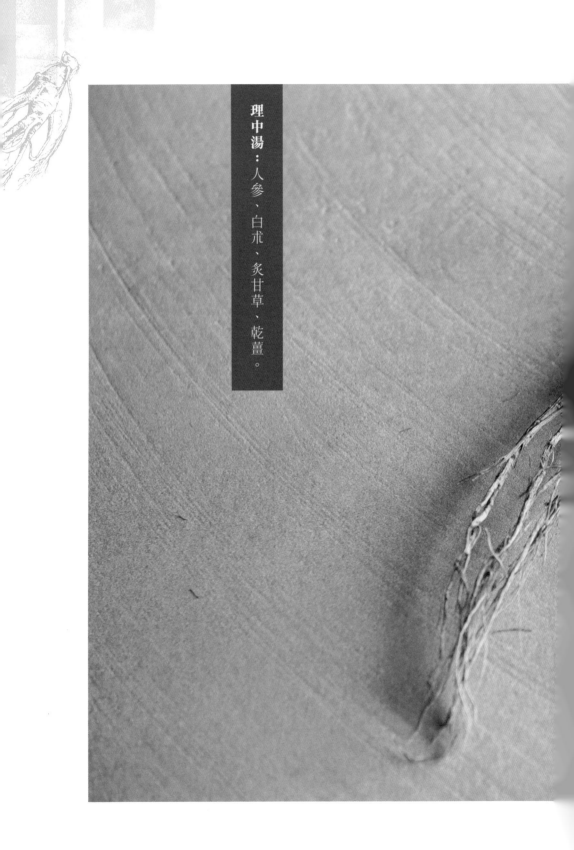

理中湯：人參、白朮、炙甘草、乾薑。

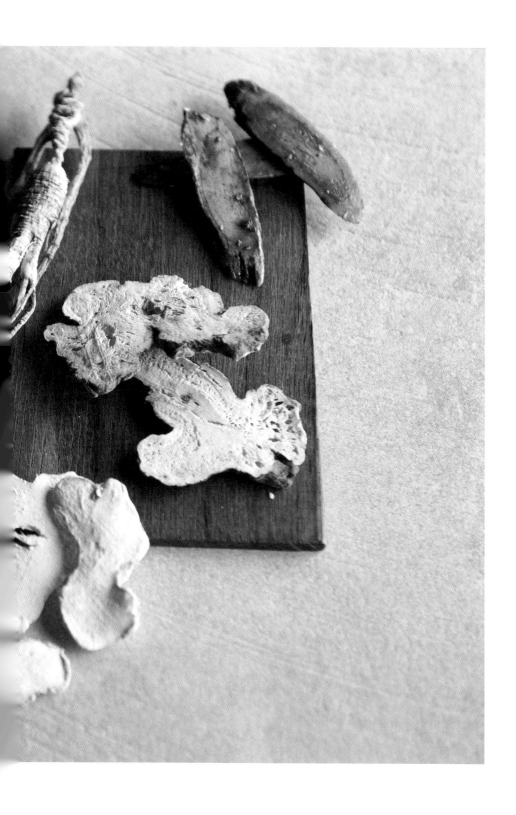

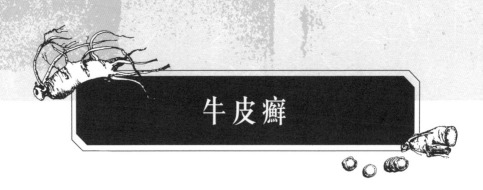

牛皮癬

　　將軍澳是地處九龍半島東面向海的新開發地區，近年新增加了幾十萬人口，熱鬧起來。俊仔也從新界遷入了將軍澳。原本一起玩的一班小朋友，還有鄰居家的小狗「阿旺」，都見不到面了，俊仔不免覺得有點失落。

　　可能是靠近海邊和新開發地區的原因，這裏比較潮濕。俊仔時不時覺得頭皮有點癢，忍不住用手去撓癢。撓得多了，媽媽發現他的手指甲開始變得不好看。其他方面一切如常。俊仔勤力讀書做功課，和新同學漸漸熟絡起來。但是過了不久，俊仔的手指甲長得越來越厚，表面粗糙，邊緣翹起，顏色又灰又暗啞，每當伸出十指示人，他自己也覺得尷尬。

　　媽媽發現俊仔的頭皮也長了深紅色的斑塊，兩頰經常出現一陣又一陣紅撲撲，看得人不自在。帶去看醫生，醫生說他生牛皮癬，曾經給予類固醇抗過敏治療，醫治一年多未見效。不明所以的同學，開始交頭接耳，漸漸和他疏遠，各種童軍活動、體藝比賽，也被人冷落在一旁。好不容易和同學搞好了關係，一下子又「玩完」了，俊仔心裏很不是味兒。皮膚病雖然不是大病，但是影響生活和社交，也要好好治一治了。

　　俊仔媽媽聽人說，牛皮癬很難治，不敢大意，四處打聽⋯⋯

四處打聽之後，帶着孩子來到我的診所。患兒讀小學四年級，體型微胖，精神略顯疲憊，雙頰玫紅色，血管通透性增加。頭皮痕癢，檢查見數處隆起的斑塊，色暗紅，伴有抓撓痕跡，有滲液，零星血痂。手指甲、足趾甲增厚變形，色灰暗。舌淡紅，舌體稍胖大，苔白，脈沉細。

中醫治皮膚病，不是「見皮治皮」，不能讓局部皮膚的損壞弄到一葉障目。我觀其舌脈，似有寒飲在裏，無法排出，致水濕鬱表，西醫最新研究謂患者帶少量耐藥菌在身。細問之下，患兒有過敏體質，腸胃容易敏感，大便日行 2 至 3 次。凡是過敏體質都是自身的正氣和津液不足，因此體內蘊積了寒濕，無法排出，停留在體表，就表現為紅腫、疹、痕癢。

初診六經辨證為太陽經、太陰經合病，營衛失調，中寒內飲，處方以「桂枝麻黃各半湯」加防風、生地、銀柴胡，和解肌表、祛邪止癢。方劑藥味：桂枝、麻黃、芍藥、杏仁、乾薑、炙甘草、大棗、防風、生地、銀柴胡。用藥 7 劑，腸敏感改善，頭皮痕癢略減輕。

次診仍用原方，7 劑。

三診，未見明顯進展。皮膚病在傷寒論辨證法，人體在表屬太陽經，故取用「桂枝麻黃各半湯」加味是正確的，但療效未見明顯。改用「苓桂朮甘湯」合「甘麥大棗湯」加味，思路上是調和營衛，溫中祛飲，以期更加顯效。方劑藥味為茯苓、桂枝、白朮、炙甘草、浮小麥、大棗、銀柴胡、生地、羚羊角骨，用藥 7 劑。

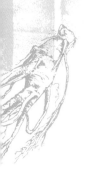

四診，上方「苓桂朮甘湯」合「甘麥大棗湯」見有顯效，守方 7 劑。

五診、六診守方再進，加水牛角絲。患兒父母見病情好轉，甚喜，趁放假帶孩子出去玩。患者年幼未知忌口，飲食不慎再度反覆。

七診，以第六方加北芪，服藥 7 劑，再加外洗方一首：地膚子、蛇床子、千里光、芙蓉草、白癬皮、桂枝、滑石、寒水石。囑用清水五公升煎成二公升，兌清水成適當溫度，外洗。連續 7 日。

其後按上方再進 14 劑，內服外洗。結果頭皮斑塊退去，痕癢消失，手腳指甲平滑如常人。牛皮癬雖然是頑疾，但以小兒純陽之軀，只要辨治得法，徐導緩引，輕施以藥，亦能奏效。

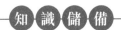

牛皮癬

病因：不明。

典型症狀：皮膚深紅色斑塊，痕癢，脫皮，指甲、趾甲壞死。

生活宜忌：忌用刺激性強的沐浴液、洗髮液，適當使用天然成分的潤膚品。

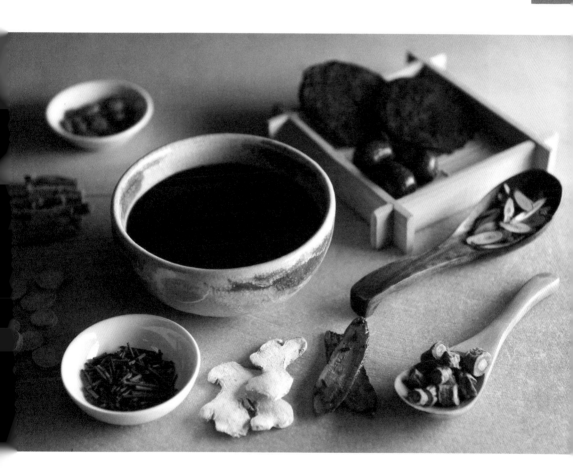

臨床用藥：桂枝、麻黃、芍藥、杏仁、乾薑、炙甘草、大棗、防風、生地、
銀柴胡。

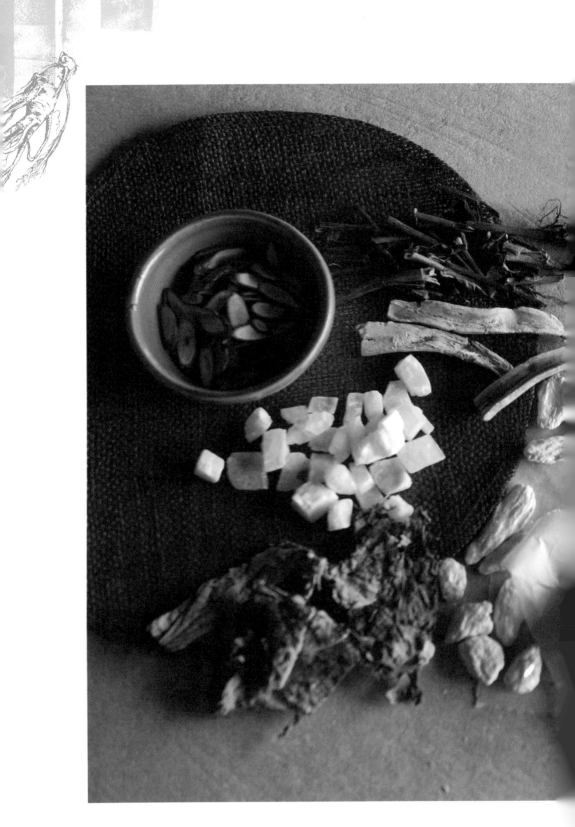

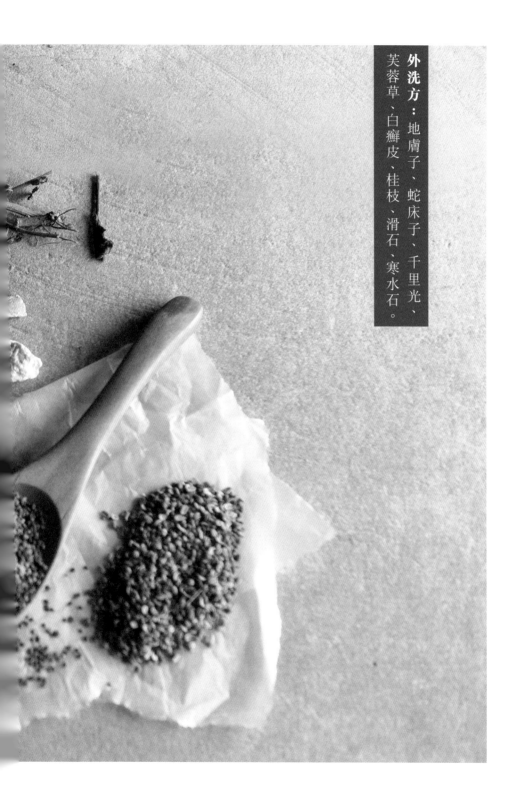

外洗方：地膚子、蛇床子、千里光、
芙蓉草、白癬皮、桂枝、滑石、寒水石。

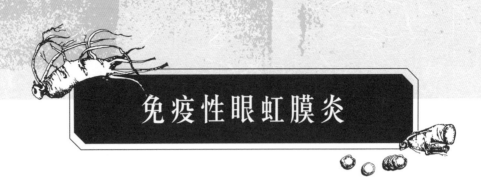

免疫性眼虹膜炎

有一位 23 歲的香港女孩子，從 11 歲起，每逢月經周期眼睛就害病，直到大學畢業，還未治好。每次起病，一側眼睛紅腫流淚，又脹又痛，視力模糊，頭痛，眼壓升至 40mmHg。大部分正常人眼壓在 10mmHg-12mmHg 之間。經 5 至 7 天，她的病情可以緩解，下一個月又循環發生。遇到疲勞或感冒往往也誘發眼疾。

西藥類固醇治療，可以暫時緩解症狀，但仍然周期性發作。怎麼才能去掉這種惱人的病呢？考試時影響她複習，返工又影響她做方案看圖紙。

有人說，眼壓上升是青光眼病。可是這一例並非青光眼。有人說，肝鬱氣滯，痰火上擾使然；有人說陰虛陽亢，風火上犯；那麼就去清肝明目，滋陰降火。如是者輾轉經過多人之手，治了 12 年，不效。

治病單靠現成的經驗章法是不夠的，尤其那些老掉牙的老生常談，照搬一定無效。近年來有一種新的免疫疾病，稱 IgG4 相關疾病，被醫學界定義。這是一種血清 IgG4 指數升高引致的病，受侵犯的器官組織 IgG4 染色呈陽性的淋巴漿細胞纖維化，慢性發炎而出現腫大，導致器官出現壓迫阻塞，最常見在胰腺、淚腺、唾液腺，另外肝臟、膽、肺、甲狀腺、前列腺都有可能被侵犯。

這名患者就是淚腺和虹膜發炎。

有人説，中醫不懂甚麼 IgG4。是啊！我們用的是世代相傳的老方法。

中醫治不治眼呢？

慢性眼部疾病，常規治療不奏效的時候，中醫可能顯出它的優勢。免疫系統疾病，是現代中醫必須重視的一個範疇。對此我深有體會，如果頭痛醫頭，腳痛醫腳，是治不好免疫疾病的。

醫治這位患者，從頭到尾我只制方一張，守方不改，用藥剛好一個月，患者高興地説，這次完全不發作，旅行幾天已經平安歸來，上班了。別看姑娘家，竟然是一名工程師，給她點個讚。

中醫使用多於一張經方合起來治療，叫做「合方」。我用了經方「苓桂朮甘湯」、「甘麥大棗湯」、「桂枝加黃芪湯」三方相合，總共 9 味藥：茯苓、桂枝、白朮、炙甘草、浮小麥、大棗、白芍、乾薑、黃芪。驟眼一看，並無一味治眼的藥，偏偏就乾脆俐落給治好了。經方又一次顯示了它臨床療效的魅力。

我治病沒有秘密，首重經方，兼通百家。怎樣治好一個病，一定有其中道理。「苓桂朮甘湯」直指神經系統和頭部五官；「甘麥大棗湯」是條小方，穩定免疫系統；「桂枝加黃芪湯」加強人體的抗病能力，喚醒自身的自癒能力。三條方相輔相承，四兩撥千斤，雲淡風輕地就治癒了。

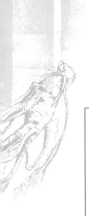

免疫性
眼虹膜炎

病因：免疫功能異常。

典型症狀：淚腺、唾液腺、胰腺發炎腫大。

生活宜忌：忌煙酒，少吃煎炸食物和辣椒。

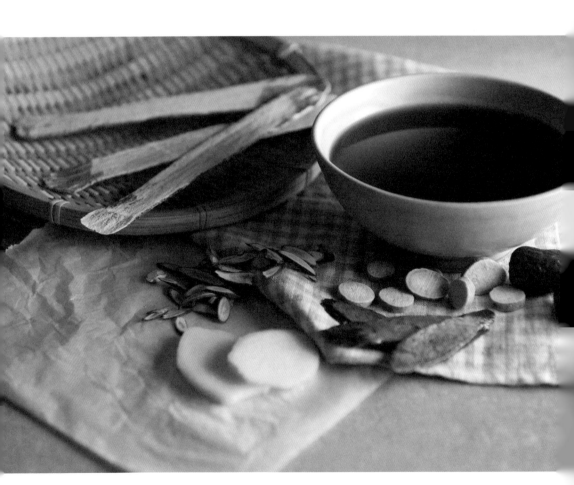

桂枝加黃芪湯：桂枝、芍藥、甘草、生薑、大棗、黃芪。

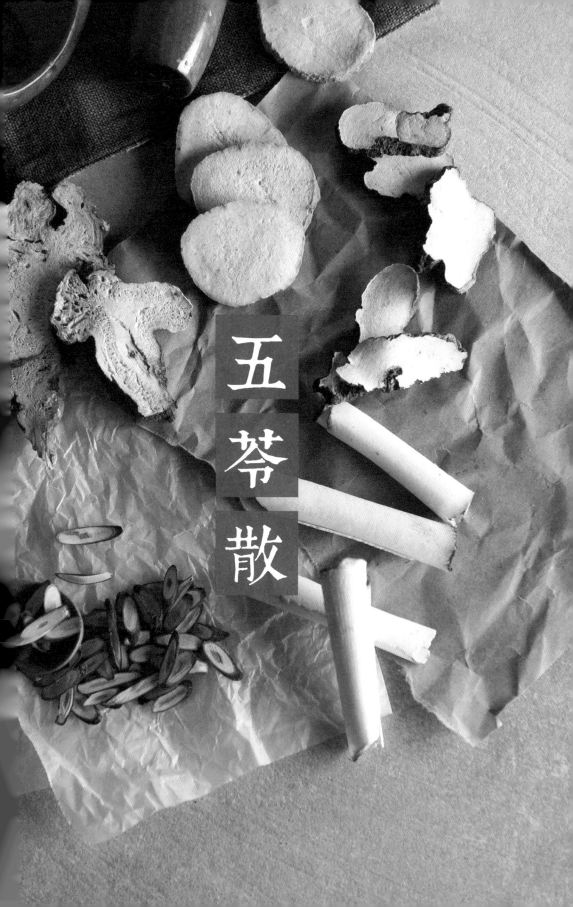

五苓散

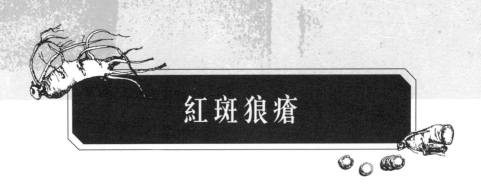

紅斑狼瘡

有一種病，中醫別稱「蝴蝶斑」。它非但不可愛。還挺邪乎，專門欺負女性。女性與男性的發病比率是9：1。當年西方有位醫生認為這個病的病損模樣，看上去好像被狼咬過的傷口，所以取名為「紅斑狼瘡」，屬於免疫功能失調症。

我年幼的時候，這個病的死亡率高達80%。現在醫療技術進步，大部分患者，可以通過藥物控制得到緩解，在穩定期，可以和正常人一樣從事一般的工作、參與社交活動。

舊病人中有一位儒雅的老先生，自從患了個不大不小的病讓我治好以後，成為了逗趣閒談的朋友。有一天他卻很鄭重地領着女兒來見我。先生的愛女約37、38歲，受過很好的教育，事業發展得很順利，家庭和睦，兒子剛上中學，就在她人生最燦爛的時候，不幸被「狼」盯上了。

她的病，開始時在面部和雙手反覆出現皮膚損害，一個個紅色斑點，甚至在原有的紅點之上又再潰爛，關節疼痛，梳頭的時候頭髮掉得很厲害。在醫院做過詳細檢查，診斷為「免疫功能失調症」。立即接受免疫製劑和類固醇治療。服西藥一段時間，病情趨向穩定，但又出現了一些新的症狀，月經紊亂，咳嗽氣喘，尿液出現蛋白。

紅斑狼瘡，每每導致身體多個器官受到損害。

　　她的咳、喘，由於瀰漫性肺泡出血，變成肺積液（肺積水）而出現呼吸症狀，免疫系統錯誤攻擊肝腎細胞，同時使肝腎受到損害，出現蛋白尿，和引起肝積液（肝積水）。皮膚的小血管發生炎症，頭部髮囊營養供應出現障礙，所以脫髮。為了控制病情服用免疫製劑，又造成月經紊亂。還出現發燒，關節疼痛，臉上紅斑，曬太陽更嚴重，來診時將自己裹得密密實實，戴上布帽子。

　　平時愛說笑的老先生變得少言寡語，女兒邊哭邊央求我務必幫她，事緣她剛剛接下了一個全權策劃的教育項目，素來有抱負的她，不願在這個時候折戟沉沙，所以徵得醫生同意之後，決意請西醫中醫雙管齊下為她治療。我心中暗暗說：勇氣可嘉呀！紅斑狼瘡多器官同時受損，錯綜複雜，發熱退熱的規律，皮裏肉外的損害，肺、肝、腎功能的異常，這麼多問題，你帶病扛着一個項目，我扛着你的病。各種矛盾如同一團亂麻交織在我的大腦裏。

　　中醫認為她這個病屬於陰陽失調。

　　首診，患者脈細緩，舌淡紅，質潤，苔薄白，六經辨證屬太陽經少陰經合病，氣血虧虛，外邪內飲。病情不容耽擱，首先考慮保護臟腑，以人參、石斛、黃芪三味藥為主藥，扶養正氣，使心臟、肺、肝、腎免受白血球錯誤攻擊而接連損害。復以「五苓散」滲濕，「五苓散」但凡有太陽表虛發熱、惡風諸症，又兼水飲內停、浮腫，符合辨證要點即可

使用。皮膚糜爛、水疱、滲液時，均可認為有水液失衡，使用此方，有良效。因為患者同時服用西藥治療，處方中藥要格外注意免生交叉作用，「五苓散」正是減輕類固醇副作用的良方。囑患者按時服用西藥勿停。每 7 日中醫覆診。請讀者多加關注一點：中藥有良方減輕西藥類固醇副作用。

二診時，患者回饋説服藥後感覺良好，諸症狀有所減輕，沿用前方 7 劑。

三診，遇患者感冒咳嗽，處以「小青龍湯」加一枝黃花和冬瓜籽二味藥，服藥後感冒症狀受到有效控制。

四診，再以二診原方服 7 劑，病情穩定。及後守方服藥 1 月餘。

後改用「苓桂朮甘湯」合人參、石斛、北芪、菟絲子、充蔚子、枸杞子綜合調理。其時患者服類固醇已有一段時間，體質虛，心陽不足，水飲內停，氣短、浮腫，舌有齒痕，苔白滑，起立則眩暈。

「苓桂朮甘湯」能通陽利水，患者服用西藥，考慮用此方較妥，以人參、石斛、北芪三味扶正藥貫穿始終，遇少陰經證突出的時候，加入「甘草附子湯」振奮陽氣。堅持調養 1 年，諸症消除。患者可以正常工作。

醫囑：

一、紅斑狼瘡是一種終身的病症，平日需要服食低分量的藥物，預防復發。

二、病情活躍期避免服用避孕藥。

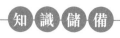

病因： 免疫功能失調。

典型症狀： 皮膚紅色斑點痛潰爛，關節痛，脫髮，發燒，多個器官損害。

生活宜忌： 可能需要服食低分量藥物，預防復發。女性病人在病情活躍期避免服用避孕藥，月經周期盡量避免被傳染感冒。

紅斑狼瘡

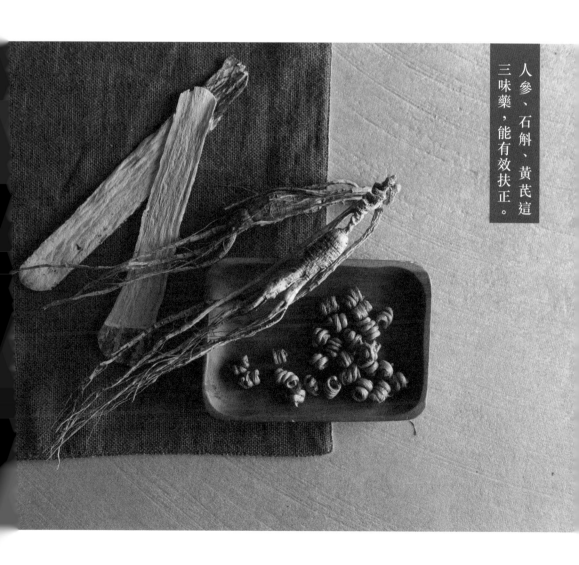

人參、石斛、黃芪這三味藥，能有效扶正。

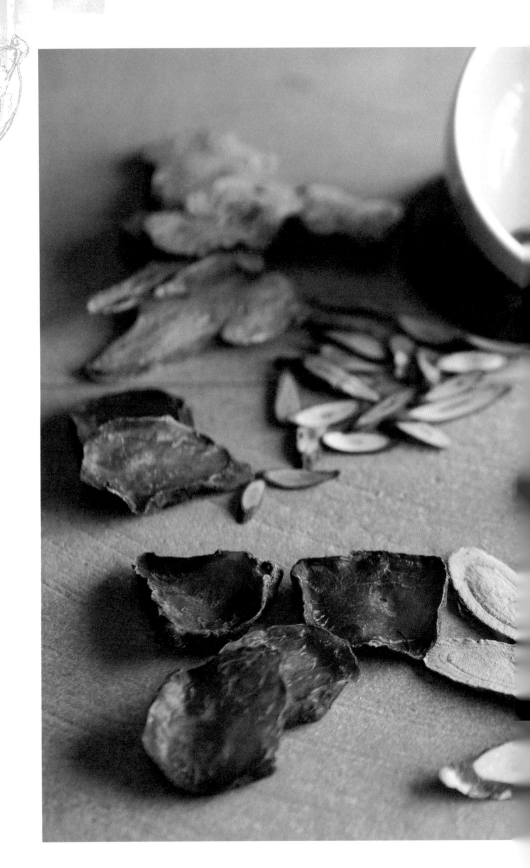

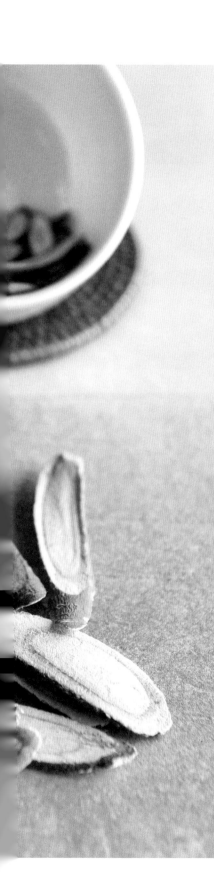

甘草附子湯：甘草、熟附子、白朮、桂枝。功效：振奮陽氣。

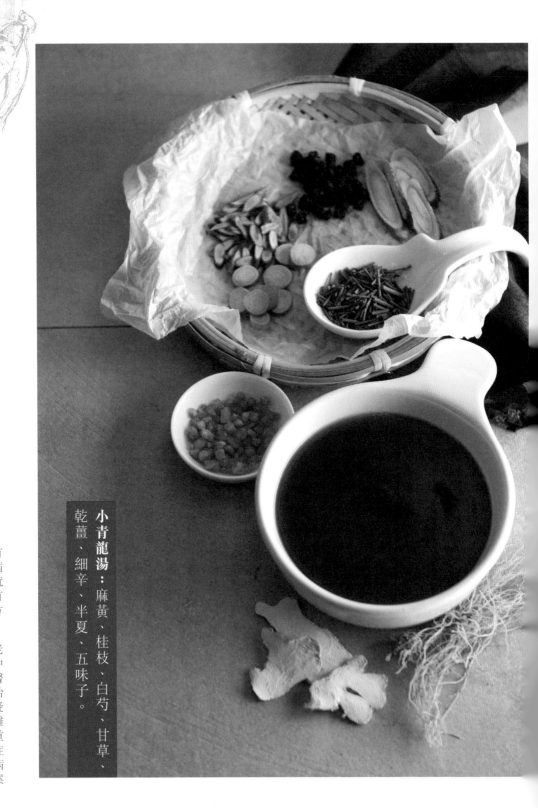

小青龍湯：麻黃、桂枝、白芍、甘草、乾薑、細辛、半夏、五味子。

有病就有方——老中醫治疑難重症病案

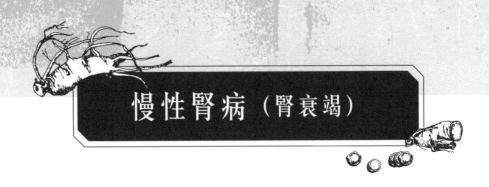

慢性腎病（腎衰竭）

有一位患者，我們都稱呼他洪哥，是一位水電技工。年約50歲左右，已婚育有兩子。首次來診是2006年3月。

洪哥自述他患慢性腎病7年，西醫說他腎衰竭，血液檢查報告顯示：鉀 5.7mmol/L（正常值 3.5-5.1mmol/L），尿素 31.6mmol/L（正常值 2.7-7.1mmol/L），肌酸酐 532μmol/L（正常值 62-106μmol/L），血色素 10.2g/dL（正常值 13-18g/dL），紅血球壓積量 31.3%（正常值 40-55%）。某大醫院催促他做腹部透析，俗稱「洗肚」。他不服氣，來找中醫試試。

水電技工是香港坊間俗稱「三行佬」的其中一行技工，身懷專長，機動性強，工作強度高，建築地盤、高壓配電室、醫院、消防系統、路燈、室內裝修，處處都有他們的身影，上至高架天橋，下至海上郵輪，有時還會在寒冷的戶外淋雨作業。光是運用的工具就有近百種。他一幹就是30年，不知甚麼時候落下了腎病這個病根。工作勞累又加重了病情，以至於此。

刻下，他的血壓 160/100mmHg。臉色灰青，口唇蒼白，下肢浮腫，微微有汗。自訴頭暈眼花，氣喘咳嗽，食慾欠佳，小便短赤。舌診：舌質淡紅，苔白膩。取脈則細緩脈。六經辨證為太陽經、太陰經合病，營衛失調，陽虛水泛。治以調和營衛，溫陽利水，方選「五苓散」合「薏苡附子湯」加生大黃。

　　處方藥味：豬苓、澤瀉、桂枝、茯苓、白朮、生薏米、熟附子、生大黃。每日服 1 劑。7 日後覆診，症狀減輕，原方再進，前後共 30 劑。

　　針灸治療取穴：百會、四神聰、印堂、睛明、迎香、頰車、廳宮、曲池、尺澤、外關、支溝、合谷、關元、氣海、中脘、血海、足三里、三陰交、承山、委中、太沖、湧泉。每 3 天針刺 1 次，共 10 次。

　　30 日後，血液檢查：尿素 21.2mmol/L，肌酸酐 322μmol/L，鉀 5.00mmol/L。

　　由於病情得到顯著改善，第二方改予「真武湯」，每日服 1 劑，兩周覆診。不再施行針灸。之後再予三方「防己茯苓湯」加味，四方「瓜蔞瞿麥丸」加味。逐步減至 3 日服藥 1 劑。治療至今 12 年，不需做透析，病人的尿素、肌酸酐維持在安全水平。

「真武湯」在本例的應用：

- 是治少陰經、太陰經合病，陽虛水蓄，寒濕痹阻，治以溫陽養血，利水泄積。對本醫案腎衰甚有功效。

- 藥物組成：茯苓、白芍、生薑、白朮、熟附子。

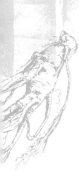

「防己茯苓湯」在本例的應用：

此方內防己、茯苓利尿逐水，黃芪補虛實表，桂枝、甘草調和營衛。重點在實其表虛，和其營衛，使水不留於肌膚，達到水毒得泄，正氣得存的療效。

「瓜蔞瞿麥丸」在本例的應用：

在本醫案中將丸劑改為水煎劑。方內瓜蔞根、淮山藥補虛養體，茯苓、瞿麥利小便，排尿毒，熟附子振其沉衰。

此方因應本例患者病程長，陽氣衰的特點，較為適宜。

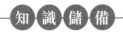

慢性腎病
（腎衰竭）

病因： 免疫功能失調。

典型症狀： 尿素、肌酸酐指標高，貧血，皮膚痕癢，暗黑，血壓異常。

生活宜忌： 清淡飲食，少鹽低蛋白，充足休息。

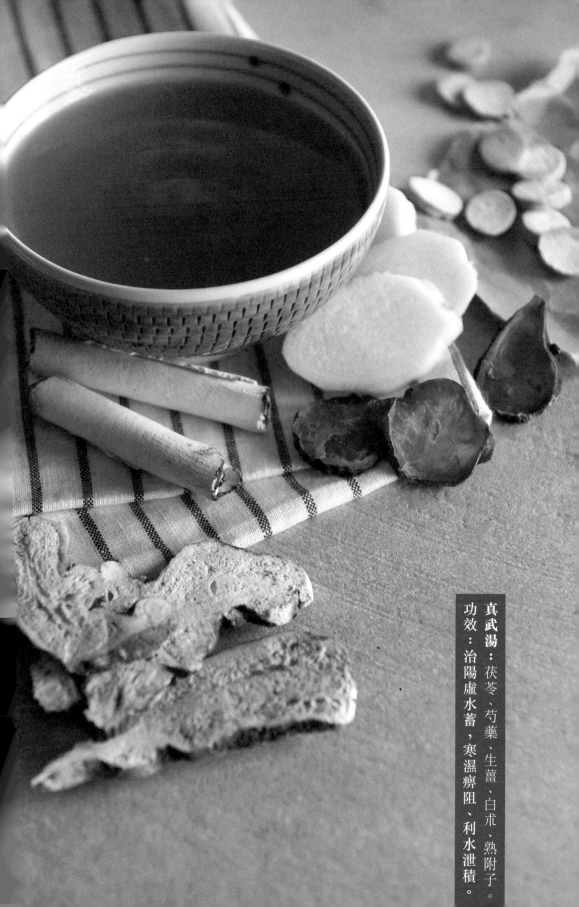

真武湯：茯苓、芍藥、生薑、白朮、熟附子。
功效：治陽虛水蓄，寒濕痺阻、利水泄積。

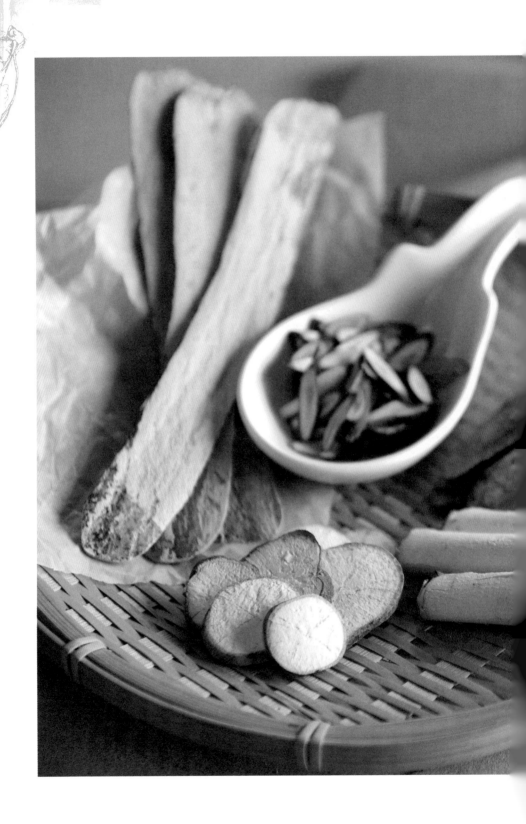

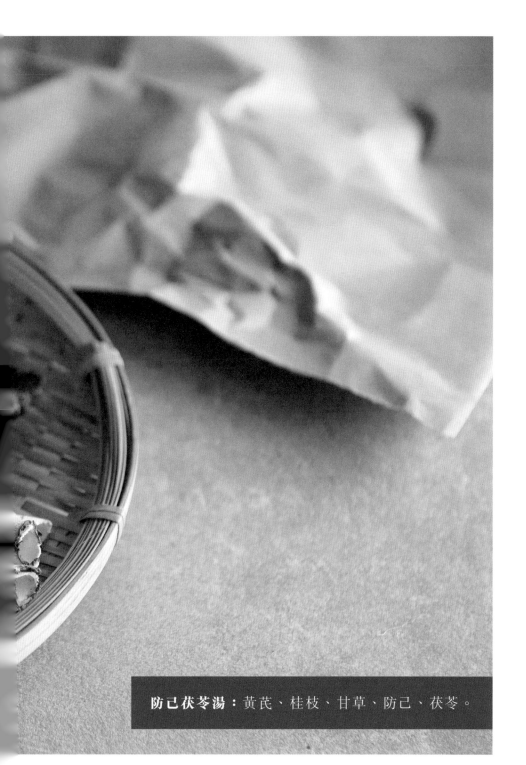

防己茯苓湯：黃芪、桂枝、甘草、防己、茯苓。

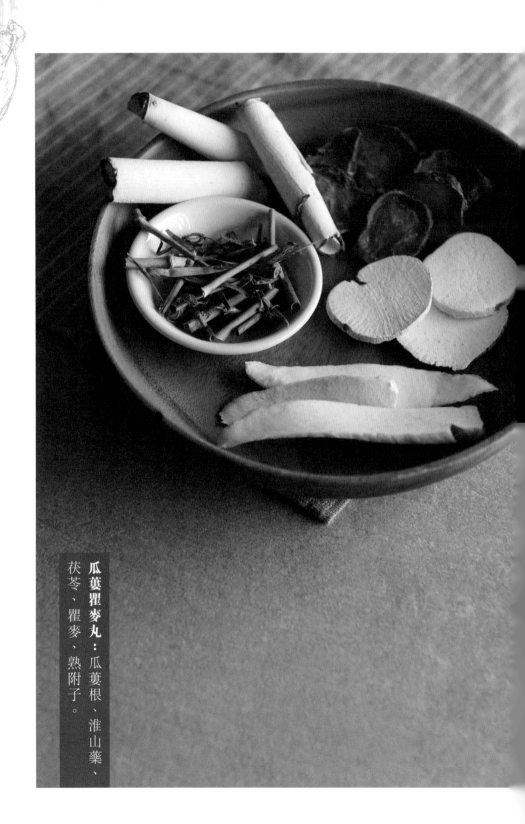

瓜蔞瞿麥丸：瓜蔞根、淮山藥、茯苓、瞿麥、熟附子。

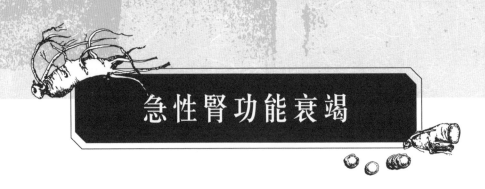

急性腎功能衰竭

有一天來了一位病人，大概 38、39 歲，男性，長有一副好骨架子，寬肩闊背；可是他由家人攙扶住，迷迷糊糊，頭暈腳軟，臉色暗黑。本來人稱「慢郎中」，可是這次慢了會誤事，也顧不得那麼多了，幸好我的拍檔 H 醫生有儀器有助手，急問助手：血壓多少？姑娘一量「左手 247/155，右手 225/152」；心率多少？每分鐘 112 次，體溫 38℃。

問病人：哪裏不舒服？病人答非所問。看起來意識有點模糊。

伸手一搭他的脈，是個沉細脈，尺部很沉。脈沉主虛、主寒、水飲，脈細主氣虛，血不足。我定一定神，轉向他的家人：「病了多長時間？」他的哥哥說：「自從那次 ×× 災難，他在事故現場救災，連續 48 小時不眠不休，漸漸精神就差了。」那場轟動全城燒了 3 天 3 夜的災難，發生得乖戾，凶狠地襲來，使大家措手不及，當時就犧牲了幾名前線救災人員。

我問患者：救災當日，你配帶防毒面具了嗎？他答有。

再問防毒面具每次使用時間，他說一天總共要配帶十多個小時，還穿上耐高溫的防護衣，因為情況緊急，隨時要進出災場，長時間不能脫下。災場產生的各種有害氣體，甚至產生混合毒性，也未可知，環境溫度、濕度、毒氣濃度，身體排不出汗，或者排出又被汗所浸，對人體的威脅，不可小看。這就是災難的餘波。

我再問患者：「最近小便量見少了，是嗎？」他說好像是。

我不開藥了，立即囑他的家人坐的士陪他去醫院檢查，如果腎功能有問題，九成九是大問題，待檢查報告出來，才來覆診。

第二天他就被查出腎功能損害嚴重，肌酐高達 730μmol/L，尿素36mmol/L。碰上是周末，他只好在私家醫院做了應急處理，5日內接受兩次血液透析，俗稱「洗血」。之後肌酐指標下降到 548μmol/L。

西醫的主流意見是腹部透析，俗稱「洗肚」。我心下想：如果蒼天有眼，怎樣都要為百姓保留這麼好的一位社會棟樑啊！一旦腹部透析，他的事業不是腰斬了嗎？病人堅信他的身體不至於長期做血液透析，腹部透析也不能接受。他要用意志去抗病，拿定主意改良飲食，加強鍛煉，服用中藥，保住仍然剩下的腎臟功能。

腎臟，西醫指的是解剖學上的器官，位於人體內，後腰位置，一左一右。雖然和中醫理論中的「腎」同一個詞匯，但是不同概念。

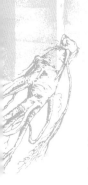

　　甚麼是腎功能損害呢？這是現代西醫的病名，腎臟主要負責過濾血液，將身體的有害物質以及過量的礦物質、水分，排除出體外，這些就是尿。腎還能夠將篩出的有用物質再次吸收回來，保持身體某種穩定狀態，並且可以生成激素，例如促進紅血球生成素、腎素、維他命 D_3 等。其中腎素就和血壓密切相關。如果腎功能不正常，濾過能力下降，人體內血肌酐就升高。但是早期患者可能肌酐並無升高，病情隱匿，往往對生活沒有影響，患者不自知。不排除患者是這一種情況。

　　病人想選擇中醫治療。第一個目標是將 $548\mu mol/L$ 肌酐降下來。我說，如果腎臟受損部分硬化了，醫學上不能扭轉，只能依賴剩餘部分代償，這個病的治療目標不是完全恢復，而是最大可能保護剩餘的腎臟功能，並且干預有可能的併發症。患者同意。

　　首診處方「五苓散」合降壓三草，加紅絲線、車前草。全方為：豬苓、澤瀉、桂枝、茯苓、白朮、豨簽草、夏枯草、益母草、紅絲線、車前草。首服 6 劑。

　　二診血壓下降到 132/85（mmHg），原方再進 6 劑，配合針灸治療。其後病情穩定，脈象轉為細緩，繼續治療至兩個半月時，驗血結果肌酐下降至 $385\mu mol/L$。醫院同意他暫緩做透析。同時患者已經回到工作崗位。

　　病人按時覆診，至今兩年多，情況穩定。

醫囑：

低鹽、低磷飲食。低鹽大家都明白。低磷指的是甚麼呢？

就是控制蛋白質不要攝入太多，更重要的是不吃或少吃防腐劑、添加劑食物，包括加工過的肉製品，即食、即溶食物，包裝或罐裝、樽裝飲料，穀物加工食品等。因為食物添加劑中的磷（磷酸鹽成分）容易被人體吸收而增加腎負擔。腎病患者無法排出，積於體內，對心臟和血管、骨骼都造成很大影響。

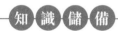

急性 腎功能衰竭	**病因：**免疫功能失調。 **典型症狀：**尿素、肌酸酐指標高，血壓異常，伴有神智模糊，輕微貧血。 **生活宜忌：**少鹽低蛋白飲食，禁煙酒，臥床休息。及時看醫生。

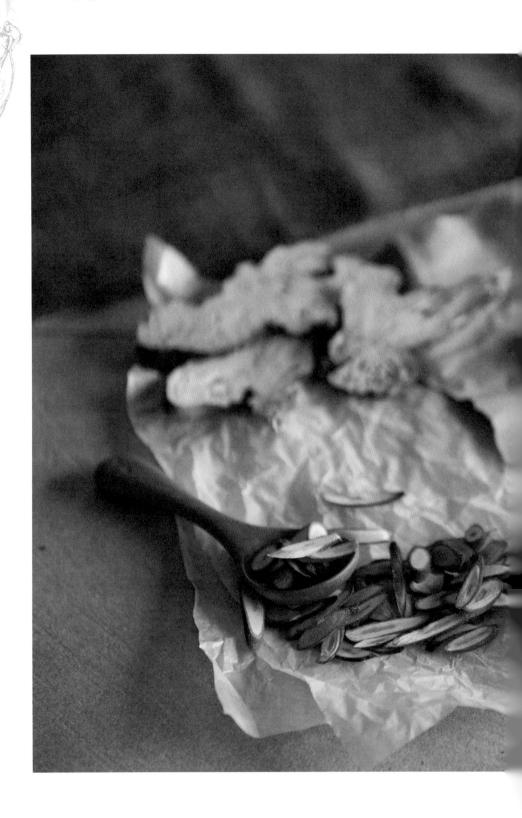

有病就有方——老中醫治疑難重症病案

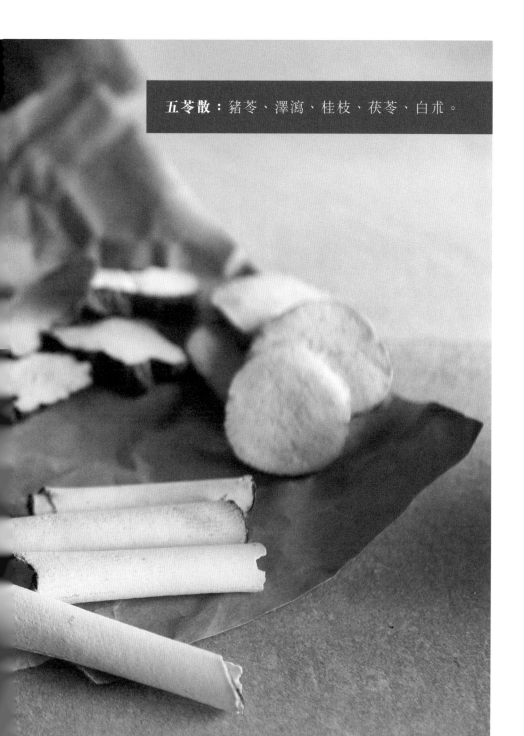

五苓散：豬苓、澤瀉、桂枝、茯苓、白朮。

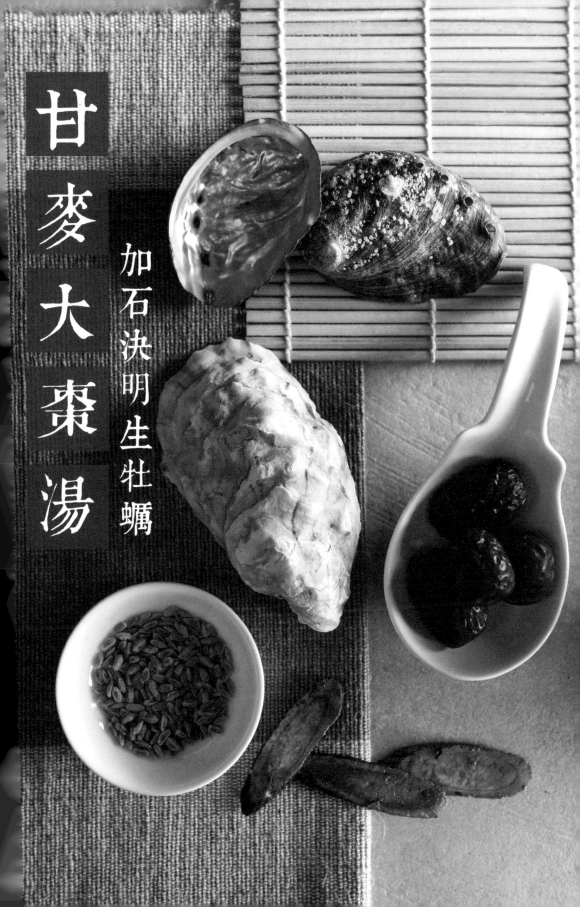

甘麥大棗湯

加石決明生牡蠣

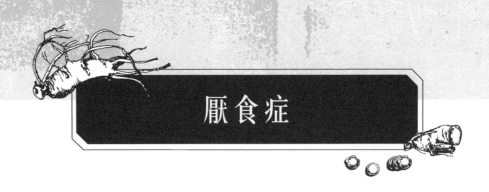

厭食症

　　由於某種原因，苗祖兒自幼由嫲嫲（祖母）帶大，雖然父親很疼她，可惜缺乏母愛。成長到中學階段，這個清秀的小姑娘，開始看到社會上貧無立錐的人，也看到錦衣玉食、一擲千金的階層，對自己的家境漸漸敏感起來，人情冷暖，世態炎涼，她擔心背後的閒言碎語，擔心在同學圈中失去關注。於是對自己凡事要求完美，近乎苛刻。

　　偶然一次，在一個演出節目選角時，她意外地落選了，特別難過，不知哪個搗蛋鬼偏偏故意畫了一隻小豬，悄悄地塞了給她。這一下可就大件事了，她懷疑自己長得太胖，天天對着鏡子中的自己自言自語，越照越不滿意，暗暗下決心減肥！

　　慈愛的嫲嫲每日親手煮好飯菜給她帶回學校午膳，祖兒吃兩口就背住人悄悄倒掉。嫲嫲無意中發現祖兒突然消瘦，飯量大為減少，左問右問硬是不得要領。又過了兩個月，見她臉色蒼白，體重下跌了十幾磅，月經也停了。祖兒的嫲嫲和父親震驚了，帶她去看醫生，醫學檢查找不出問題，血糖正常，血常規正常，無貧血，無感染。學校的社工帶祖兒去見心理學家，懷疑她患了神經性厭食症。做心理輔導不見效。

　　家長急壞了，帶祖兒來找中醫想辦法。到來時，她消瘦得皮包骨，1.65 米身高，只有 35.5 公斤體重。閉經、脫髮、畏寒、四肢冰冷。她堅稱自己肥胖，不肯吃飯，無端哭笑。脈細緩，舌淡，苔薄白。

　　感覺治這個病有點像接手一個項目，工作向多方面伸展。首先，處方「甘麥大棗湯」以及治療情緒病的一組藥，全方為：浮小麥、大棗、甘草、生石決明、生牡蠣、玫瑰花、茉莉花、合歡花、人參花、桂枝。每日 1 劑，配合針灸，旨在增加病人腦內安多酚的分泌。

　　治療一段時間後，患兒情緒開始穩定，停止脫髮，食慾仍然差，四肢冰冷，體重不增。改予「理中湯」合「甘麥大棗湯」加薑、半夏、圓肉。全方為：黨參、白朮、乾薑、甘草、浮小麥、大棗、生石決明、生牡蠣、半夏、圓肉。每日 1 劑，繼續針灸。

　　要求家人監管，甚至進行飲食的干預，原來也是必要的。患者因判斷能力有偏差，如果監管不到位，會在進食後以扣喉方式再次將食物吐出來。

　　單純藥物治療也是不足夠，最好給予行為方面的暗示，例如組織活動，讓她與其他人互動，吃飯的時候，她會困惑吃多少才合適，我們為她安排了年紀相若的小伙伴，每次吃飯時，人家盛上滿滿一碗米飯，高高興興地吃完。她也照做，每餐盛一碗米飯，機械式地嚥下去。每餐小伙伴這樣做，讓她也跟着做，只要她相信這是正確的，習以為常，就維持了基本的食量。營養方面，需要保證奶類、蛋類、蔬菜的攝入。心理方面，要使她的自信心免受打擊。

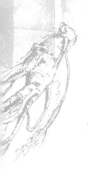

又過兩個月，體重增加一公斤，食量比前增加，情緒穩定了很多，可以與人交談。

再改動前方，繼續服藥：「理中湯」合「甘麥大棗湯」加人參花、玫瑰花、茉莉花。服藥兩個多月，體重再增一公斤，整體向好。

有了這四磅多體重作鼓舞，親人們的擔心絕望解除了，目前祖兒仍在接受治療，食量和體重正緩緩增加，人也開心了。期待她越來越好。

知 識 儲 備

厭食症

病因：不明。

典型症狀：不肯進食，體重低於標準 15%，過度追求減輕體重，在明顯消瘦時仍認為自己過胖，長時期食慾減退，甚至自願扣喉引吐，服瀉藥。貧血、脫髮、閉經、心臟病、骨質疏鬆。

生活宜忌：盡快尋求專業心理治療。選擇營養補充劑。如果患者是幼兒，要請醫生幫忙開胃健脾，並糾正不當的飲食習慣。

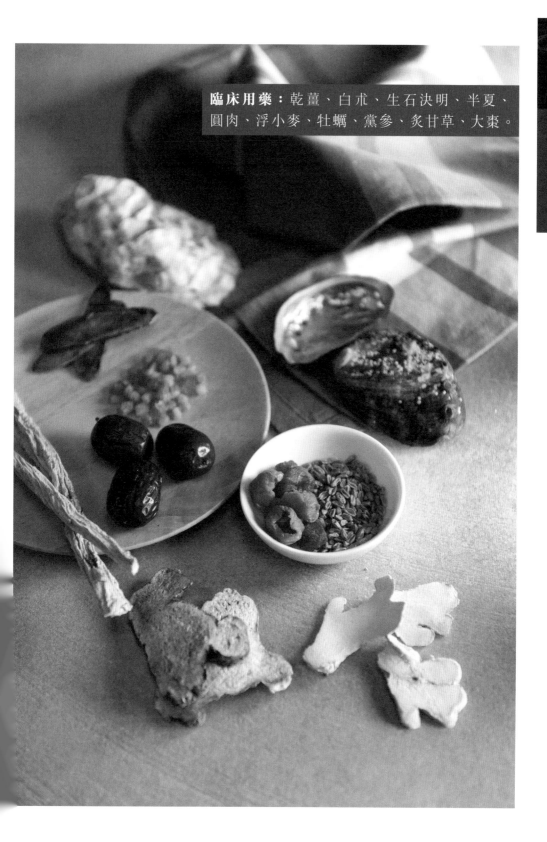

臨床用藥： 乾薑、白朮、生石決明、半夏、圓肉、浮小麥、牡蠣、黨參、炙甘草、大棗。

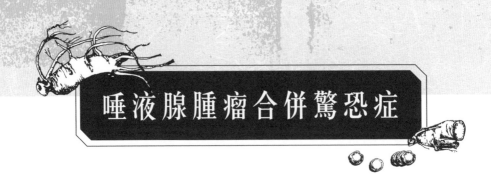

唾液腺腫瘤合併驚恐症

香港人駕車進入海底隧道，習慣了車輛魚貫而行，單向一輛接一輛地駛出隧道，雖忙碌卻不失秩序。但是有一位仁兄，開車進入隧道，突然心慌手顫，神志恍惚，軚盤、油門都不知道怎樣控制，還是把車丟在隧道裏，自顧自地從長長的隧道裏徒步走出來。真是令人驚出一額汗。

這是甚麼毛病呢？驚恐症。

家人把他接到，乾脆直接送來看醫生。你想想那時的情形，隧道汽車擁堵的喇叭聲，警車刺眼的閃光燈，本來就驚恐的患者，更加受驚，還獨自在幽長的隧道裏走着⋯⋯，多危險啊！

他叫 Philip，有着令人羨慕的人生，身為建材大亨的幼子，家族生意有兄長操持，自己家裏妻賢子孝，有一對非常出色的兒女。舒適的日子過得容易，使他為人隨性，和和氣氣，慢條斯理。偶然一次口腔不舒服，吞嚥時覺得有東西哽住，去最有名的私家醫院檢查，發現右側唾液腺瘤，1.3cm×2.3cm×0.8cm。從此之後，整個人就像霜打的茄子一樣，耷了下來，家人都非常關心他的狀態，勤加陪伴。

這個瘤佔位不算凶險，瘤體不是很大，現時不是惡性，但是由於焦慮擔心，對他的生活影響很大。心情壞，食不下嚥，更加覺得吞嚥有東西哽住；睡不好覺，幻覺是腫瘤脹痛，甚至還有一股氣在自己體內撞來撞去，渾身上下哪裏都不舒服。

　　我伸手搭一搭他的脈，跳得很快，是中醫說的數脈。我裝作聚精會神取脈，冷不防問了他一句：「我今天的樣子凶神惡煞嗎？你見到我緊張？」他愕然。這樣一問，分散了他的注意力，他反而放輕鬆了，說：「有點緊張」。接着我和他隨意交談了一些日常的話題，喜歡去哪裏打高爾夫，去哪裏吃潮州菜，等等。

　　再次把脈，脈象平和了許多。看來他屬於神經敏感型的患者，伴有「驚恐」和「抑鬱」。處方「四逆散」合「甘麥大棗湯」加桔梗、夏枯草、守宮、生石決明、生牡蠣。既針對局部的腫瘤，又調暢其情緒。

　　針灸方面選取百會、四神聰、聽宮、聽會、內關、合谷、關元、足三里、三陰交、太沖穴，局部刺激血液循環，減輕患處水腫。

　　後用「情緒病方」加珍珠母。經兩個月服藥針灸後，Philip 已經感覺吞嚥困難基本消失，此後大約每隔一年做檢查，唾液腺瘤 1.8cm × 2.3cm × 0.8cm、1.7cm × 2.8cm × 0.9cm，不一一列出了。屬於可控範圍，病人體表看不出病症，生活正常。幾年來，每年適時覆診治療一段時間。10 年了，至今安好。

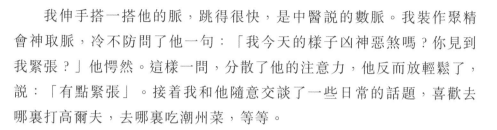

知　識　儲　備

唾液腺腫瘤合併驚恐症

病因： 唾液腺細胞突變。

典型症狀： 或會出現吞嚥不適，醫學檢查見腫瘤。

生活宜忌： 忌煙酒。

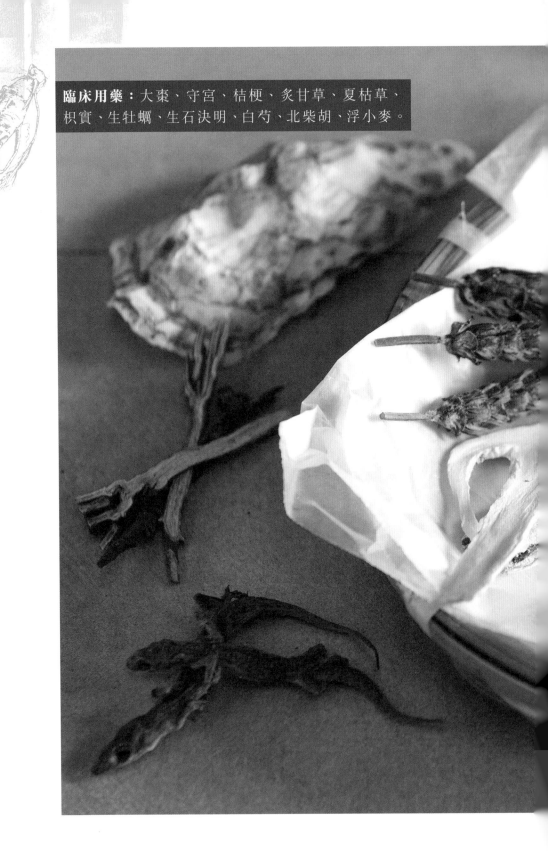

臨床用藥：大棗、守宮、桔梗、炙甘草、夏枯草、枳實、生牡蠣、生石決明、白芍、北柴胡、浮小麥。

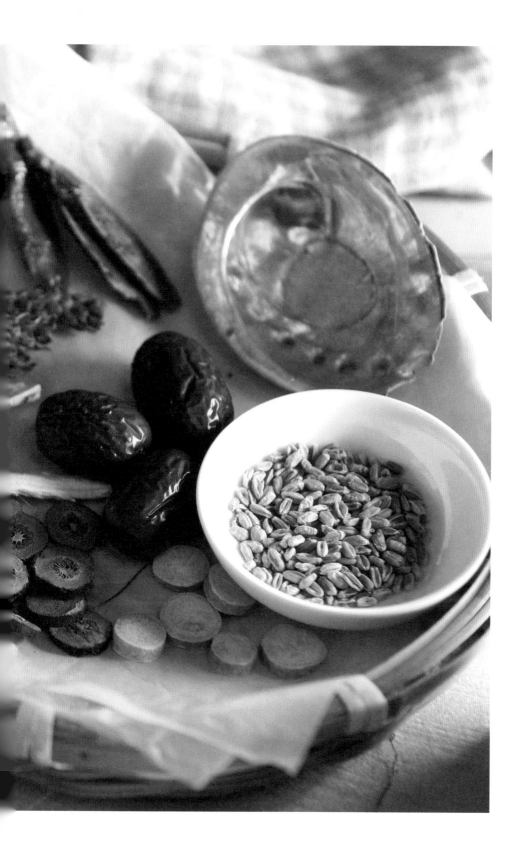

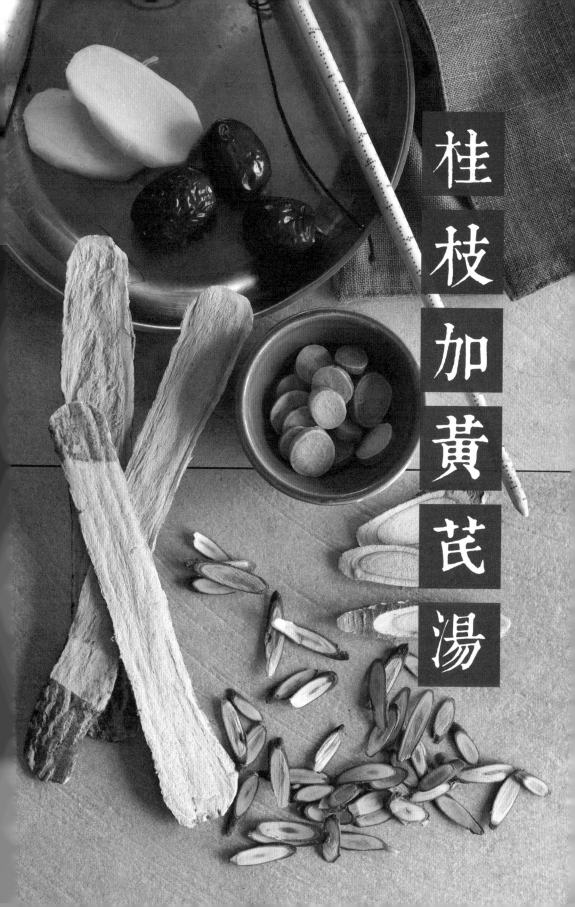

桂枝加黃芪湯

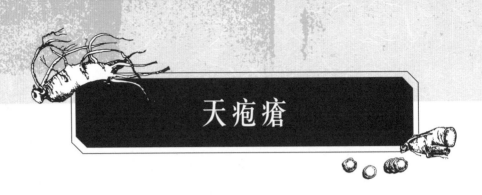

天疱瘡

　　天疱瘡是一種嚴重的疾病，在類固醇和免疫製劑研發使用之前，死亡率是很高的。患者口腔、咽喉較早出現水疱，繼而出現在眼結膜、耳道、生殖器官、肛門和全身皮膚。是一種慢性復發性疾病，可能與免疫功能有關。

　　有一男性病人，46歲，職業為護衛人員。病人初時口腔及身體多處皮膚生出大疱，水疱容易破潰，體液外滲。去看醫生，診斷為天疱瘡。由於發病部位多處，滲液破潰，不容易護理，為免引起其他併發症，醫生給予類固醇及免疫製劑治療。治療一年半左右，不見多大起色，患者精神壓力較大。轉而來找中醫診治。

　　中醫認為此病通常為濕熱蘊內，鬱而化毒，又感外邪，致內外之邪搏結於肌表。

　　初診，患者脈細緊，體型肥胖，舌淡紅，苔白。察其體型肥胖應為服用類固醇所致。其細脈則反映表虛，緊脈主邪實沖逆。舌苔白主中寒裏虛。六經辨證為太陽經、太陰經合病。「桂枝加黃芪湯」主太陽經表氣虛衰，邪留肌膚，癰疽敗瘡。「薏苡附子散」主治寒濕痹痛，亦可用於瘡瘍。二方合用，應太陽、太陰證，不失法度。處以二方，加白朮。藥味為：桂枝、白芍、薑、大棗、炙甘草、黃芪、生薏仁、熟附子、白朮。連服6劑。

　　二診，舌象如前，脈轉為細緩，從病的發展上看，是病在退去。可

以解釋為用藥後,飲邪有所退卻,邪去正復,脈由緊轉緩。沿用前方,再進 6 劑。加入針灸,以增療效。

三診、四診,將前方中桂枝、薑、炙甘草藥量稍作調整。

到六診時,脈證已經轉至陽明經和太陽經,病情由陰向陽轉歸是好現象,改用「薏苡附子敗醬散」合「桂枝加黃芪湯」。同時西藥類固醇也隨病情好轉而減量。皮膚上疱瘡減少到零星幾顆,不再滲液。

七診,仍用六診的方子,加茯苓一味,加強走表祛濕。至此病況基本痊癒。囑注意飲食,攝入充足的蛋白質、熱量和維他命,例如蜂蜜、動植物油、穀物、新鮮蔬菜水果。低鹽。

最後難治的天疱瘡取得滿意療效。看「桂枝加黃芪湯」的應用,此例也暗含了「異病同治」的特色。

知 識 儲 備

天疱瘡

病因:不明。

典型症狀:身體任何部位皮膚出現大水疱,痕癢滲液,破潰,歷久不癒。口腔、內耳、生殖器官都可發生。

生活宜忌:注意個人身體清潔,勤換勤洗衣服,清淡飲食,少食辛辣煎炸食物,禁煙酒。

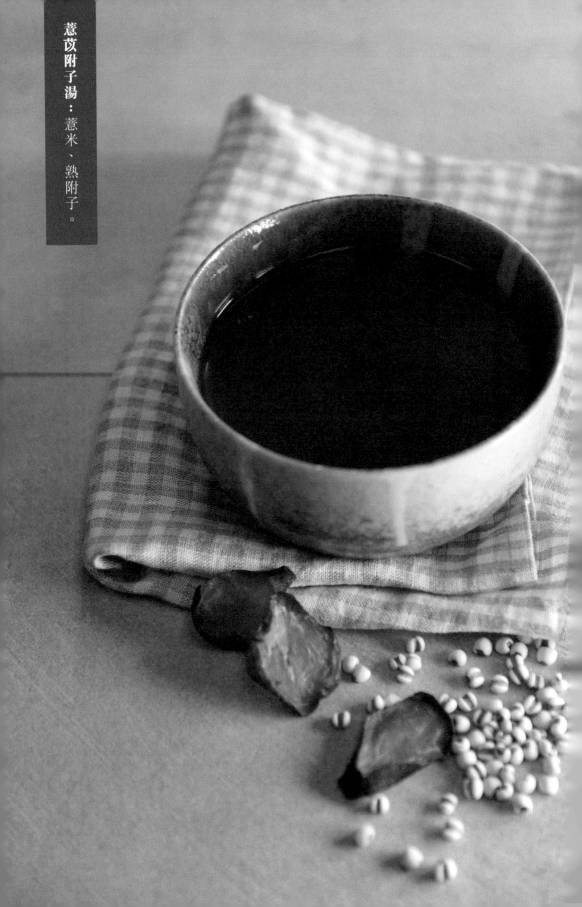

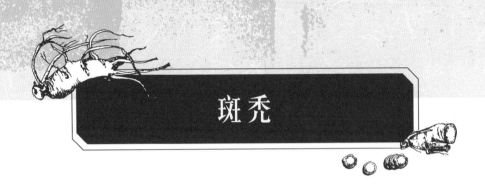

斑禿

前幾天，和我們診所的姑娘閒話家常，順手拿出了我女兒出嫁時的相片，大家分享了她流露在影集中的幸福與美麗，都紛紛說起，披嫁衣的女孩子總希望自己是世界上最漂亮的新娘。由此我想起了一宗病例。

珍妮是新上任的營銷主管，同時，又是待嫁的新娘。她已經選好了婚紗，定下了婚期，未婚夫就要越洋而來，迎娶這位美貌智慧的新娘子。離婚禮只有一個多月，早上起床洗頭，一撮頭髮從手心裏掉下來，珍妮以為是自己錯覺，再梳一下，又掉下來一把，慌忙拿鏡子照看，頭頂上忽然少了一片頭髮，露出約莫一枚 5 元硬幣大的頭皮，光禿禿的，連髮根都沒有。

這天恰好約了去試頭紗，造髮型，珍妮讓自己穩住情緒，依時去到做髮型，梳剪翻飛之際，髮型師又從她的頭上接下一把頭髮，「那可不是我剪的啊！」，撥開仔細看看，頭上又多一處禿髮，約 6cm×7cm。她心都涼得縮成一團了，暗叫「不好！鬼剃頭。」

按奈住慌亂，現代女性經過磨礪的幹練，使她很快找到了心目中的醫生診所。見到我的時候，她說明自己正在籌備自己的終身大事，希望制止脫髮惡化。

珍妮沒有甚麼病，確實是脫髮。中醫叫斑禿。同類病人以前我治療過好幾例。完全恢復的、部份好轉的佔大多數，效果不好的多見於脂溢性類型。這一次因病人要求配合婚期，時間緊迫，即使我再盡力，萬一病情反覆，功虧一簣，壓力還是有的。

首診時，患者脈細緩，舌淡，苔薄白，睡眠稍差。考慮病因是由於精神緊張，免疫失調。前輩名老中醫周鳴歧有一張方「生髮散」：生地、熟地、當歸、側柏葉、何首烏、黑芝麻。全方重在養血益精、滋補肝腎，又以生地、側柏葉涼血潤燥，我根據病情減去黑芝麻，合方「桂枝加黃芪湯」，借桂枝、黃芪走表，加強扶正祛邪功效。

周老使用「生髮散」，有統計顯示，30 例當中 7 例完全治癒，23 例好轉。平均服藥 70 天。完全治癒的 7 例平均用藥天數為 90 天。日本漢方家大塚敬節，選用經方治療斑禿，早則一個月，多則一年半治癒。

有了這兩組統計，我心中就有數了。

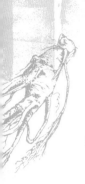

一診處方：生地、熟地、側柏葉、當歸、何首烏、北芪、桂枝、白芍、乾薑、大棗。服 6 劑。

二診，服藥後睡眠好轉，脈證與前相若，仍按上方再服 6 劑。

三診，服藥後覺得不再脫髮。頭部長出短短的絨毛狀髮絲。繼服上方 6 劑，配合針灸。如是者堅持一個月以後，見睡眠安穩，精神健旺，頭髮陸續長出。新髮雖短，亦見色黑有光澤，珍妮見狀信心飽滿地籌備婚禮，最終以很好的狀態成為美麗的新娘。

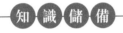

知 識 儲 備

斑禿

病因：免疫功能失調。

典型症狀：頭髮成片脫落。嚴重時眉毛、腋毛也脫落。

生活宜忌：多吃新鮮蔬果及魚類。

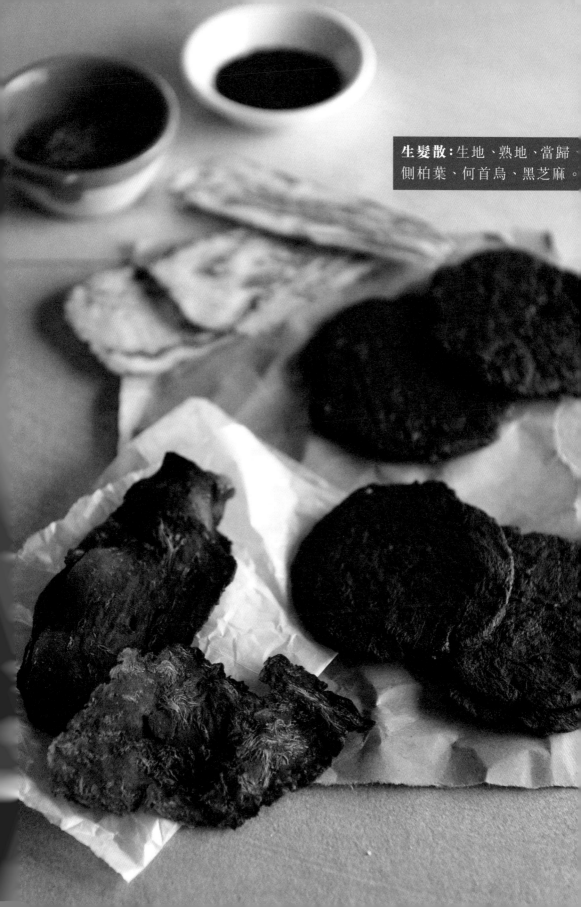

生髮散：生地、熟地、當歸、側柏葉、何首烏、黑芝麻。

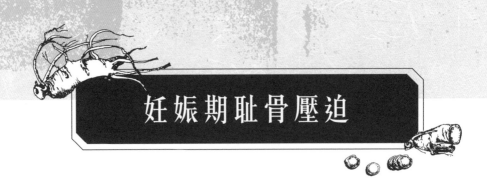

妊娠期恥骨壓迫

「桂枝加黃芪湯」在我的病例中，用於治皮膚病、風濕病、免疫功能失調已經很多見了，是一張很好用的傷寒方。這個病例我也是使用了這張方。對不同的病用同一張方取得療效，中醫有一個術語，叫做甚麼呢？

懷孕做準媽媽是既幸福又辛苦的一個階段。病案中的準媽媽，是在中環上班的儷人。懷孕初期孕吐和尿頻克服下來，後期又挺着粗大的腰身，承受另一波痛苦，這種痛，使她走起路來一步一拐，自訴感覺兩條大腿中間好像撕裂的痛。

最初，休息後疼痛可獲得減輕，後來痛感加重，休息也不能緩解。她去醫院看急症，醫生給她一條「骨盆矯正帶」束住骨盆，外加口服「必理痛」，告訴她不要擔心，分娩後疼痛就會消失。她系上矯正帶，吃了藥，還是需要告病假休息。一天清晨，她正想起床，一陣劇痛使她直冒冷汗，躺在床上不敢轉身，雙腿不敢挪動，想去廁所也無法下地走路，丈夫把她攙下來，她扶着牆邊半天不敢邁步。怎麼辦呢？

我們兩家是相熟的朋友，這位準爸爸急起來只好找上我了。我家孩子開車送我到病人住所，孕婦因為疼痛和憋尿哭了起來，臉上淚珠一串串，額上汗珠也一顆顆地冒出。我注意到她出汗基本上是在額上和頸上，下身無汗。這就是中醫辨證的功夫，痛證能見到出汗是怎樣出的，對「以方類證」有幫助。

　　當時判斷這個情況是「恥骨壓迫症」。位於恥骨聯合處兩邊的恥骨分得太開，引起嚴重疼痛。原因有可能是胎兒過大，或者孕期曾經背負沉重物件，也可能工作過勞。本來恥骨之間是靠韌帶連接在一起的。懷孕後由於荷爾蒙的作用，這條韌帶可能變鬆弛，恥骨之間的距離如果達到 10 毫米，會帶來很大的痛苦。

　　離預產期有半個月，醫院做了婦產科檢查，發現胎兒因臨產，頭部轉向進入下盆腔，準媽媽盆腔偏窄，恥骨韌帶由於孕期變弱，恥骨受胎兒壓迫過度，產生劇痛。而且下肢血管的血流受阻，致使腳面浮腫，腳趾冰冷。

　　西醫除了用骨盆矯正帶束着孕婦的骨盆，給點止痛藥，能用的辦法不多。風險提示更嚇人，「如果孕婦下肢血管繼續受壓，雙腿可能致殘」。準媽媽嚇得直呼不要不要。當時病人的脈略浮，汗出，屬營衛不和之證。

　　我想起《金匱》篇「從腰以上必汗出，下無汗，腰髖弛痛」，當務之急是解除病人痛苦，我尋思良久，急投「桂枝加黃芪湯」，重用黃芪、芍藥，立即煎服。那時候還沒有用上視頻，囑每天電話聯繫。服藥兩天，患者來電話告知痛楚已大減，可以下床走動，腳面浮腫盡消。不多日便安全地產下小寶寶。

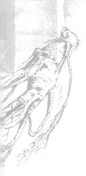

「桂枝加黃芪湯」，根據經方大師胡希恕的論著認為，臨床用於表虛的痹痛較多見，指出「凡不論是風濕、類風濕、強直性脊柱炎、產後中風、骨質疏鬆等症，但必見有本方證者，方可用之。」為甚麼胡師要如此詮釋呢？

因為《金匱要略》中，「桂枝加黃芪湯」主治黃汗之病，亦治黃膽證。用來治表虛的痹痛，胡師強調，是這首方的變證、變治、務必要熟悉。這種臨床方法是「異病同治」的道理。適證選用，果然效如桴鼓。由此再一次證明中醫「異病同治」有科學性。

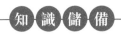

妊娠期耻骨壓迫

病因：氣血不通。

典型症狀：懷孕後期耻骨受壓產生劇痛，兩大腿之間有時有撕裂痛感，不敢挪動和行走。

生活宜忌：臥床休息，減少行動。

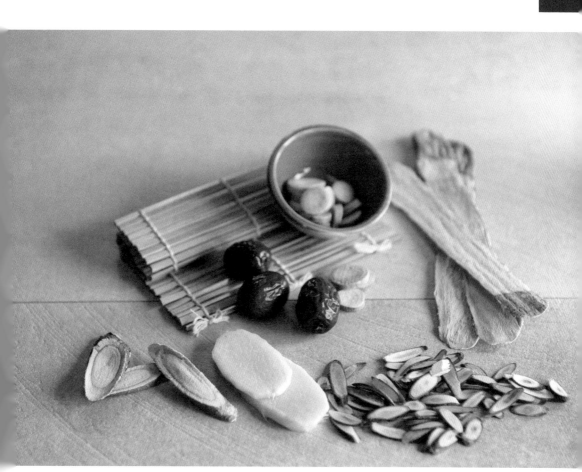

桂枝加黃芪湯：白芍、黃芪、生甘草、生薑、桂枝、大棗。

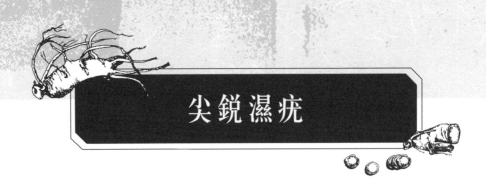

尖銳濕疣

　　尖銳濕疣不是皮膚病那麼簡單，它是一種由性病毒引起的傳染病。一般潛伏期數星期甚至數月，病發位置在生殖器區域或肛門附近。併發症及後遺症包括五方面：細菌感染；流血不止；女性患者如果分娩，阻礙其生產道；尿道狹窄；皮膚癌變。有人說中醫跟不上時代，不管怎麼說，治這種病，我斗膽說，誰都比不過中醫。中醫內外兼治，防止復發，又不至過度治療帶來深層損傷。

　　冼先生是做銷售的好手，經驗豐富，能說會道，業務做起來得心應手，年底分花紅也賺到不少。給妻兒買了禮物，和父母吃過團年飯，一聲「拜拜」就度假去了。春暖花開的時候，回來找我，眉頭蹙成了「八」字。不用說了，是錢惹的禍。檢查是患上尖銳濕疣。

　　臨床症狀為淡紅色菜花狀隆起物在生殖器和肛門附近，俗稱「椰菜花」。局部有些潰爛，狀若翻花，難看得很。他說觸碰它有時會流血，還聽說會細菌感染，尿道變窄，甚至要手術。說着說着，臉色都變青了。我說你真找對醫生了，不是每個人都會找中醫，也不是每個中醫都會開出對的方子。

　　治療要求中西醫合作，局部塗外用藥。此外，內服中藥，配合針灸。當時臨床辨證，患者舌淡紅，苔薄白，脈細緊。大小二便尚可。六經辨證，屬太陽經、陽明經合病，裏實為主，濕毒內蘊，正虛邪盛，處方「薏苡附子敗醬散」合「桂枝加黃芪湯」，每日內服 1 劑。針刺

治療，3 日 1 次。連續治療 30 日。要求病人治療期間，嚴格限制私人生活，以免傳染。結果療效良好，兩個月病癒。

接手很多例尖銳濕疣，經過對這個病長期跟蹤，積累了確切的心得。病機主要為濕熱內蘊，「薏苡附子敗醬散」及「桂枝加黃芪湯」不可或缺。薏苡仁、敗醬草清裏除毒，消炎；熟附子振奮鬱滯之氣，排除體內病毒；「桂枝加黃芪湯」調和營衛，增強抵抗力，扶正托毒。標本兼治原本就是中醫的魅力，如果能夠仔細分辨證型，適證治療，一般一至兩個月都能收到滿意療效。

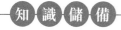

知 識 儲 備

尖銳濕疣

病因：病毒傳染。

典型症狀：淡紅色菜花狀隆起物生長在生殖器或肛門附近，口腔內，甚至局部潰爛。

生活宜忌：嚴格限制私生活以免傳染他人。忌煙酒蝦蟹。

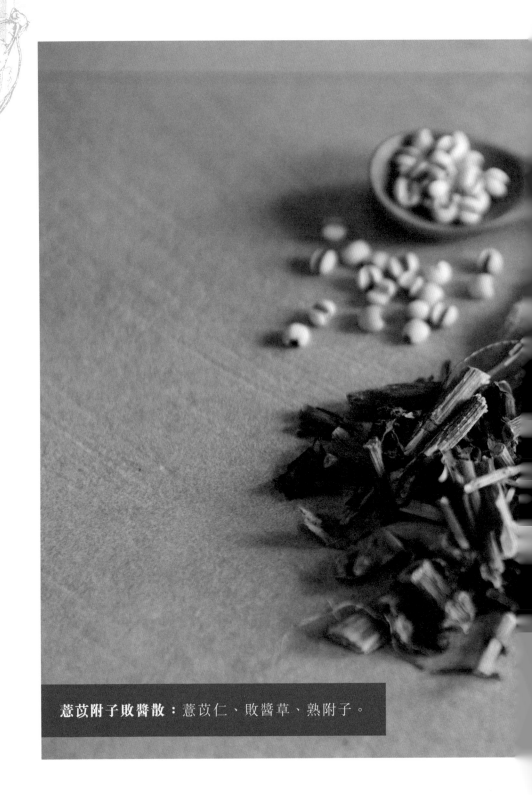

薏苡附子敗醬散：薏苡仁、敗醬草、熟附子。

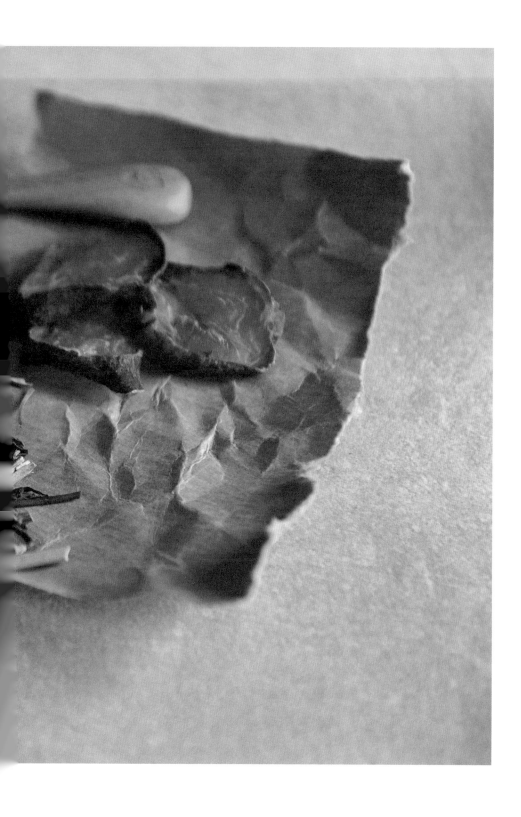

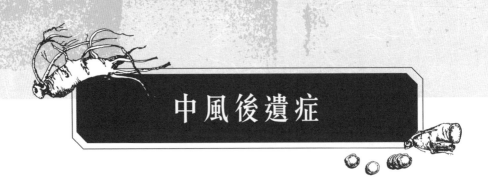

中風後遺症

2015年，秋天。一個微雨的夜晚，在下班回家的路上，走到街口轉角處，見雨停了，抖一抖雨傘上的水珠，把傘收起，頭一抬，有張依稀相識的臉孔正好和我打了個照面，對方是個年輕人，他見到我，一抹巧遇的欣喜從臉上掠過，急忙喊了一聲：「醫生，還記得我嗎？」我回答：「記得。」不久前，我曾經給他治過病。

他駐足在街旁，指着前面一家私立醫院，用詢問的語氣說：「我母親最近中風了，就住在這家醫院，所幸目前已經沒有生命危險。住私家醫院，醫療負擔挺重的。想請教您，治中風病，中醫治療效果好不好？」我問清楚那位患者的情況、得知病人目前神智清醒，腦溢血情況穩定下來，但是半身不遂，言語不清，能夠食流質，能夠大小便。當時我回答他，中醫治療效果會很好，我能治好這個病。他聽了之後表情喜出望外。

3天後，年輕人推着輪椅將母親送到我的診所來。那天是2015年10月某日。隨身帶來私家醫院檢查結果，CT顯示：左腦腦血管溢血，形成一個 2.6cm×1.4cm×2.5cm 的瘀塊；右腦有舊的腦溢血在基底中樞神經；腦前頁也有細小的慢性缺血性斑點。臨床體徵為右側上下肢無力，半身不遂，右臉肌肉萎縮，右臉和右手感覺差。

中醫四診：患者表情呆滯，言語遲頓，舌淡紅，苔薄白，脈細緩。

首診辨證，用六經辯證法，屬太陽經、陽明經、少陰經合病。外邪內風所致。

處方「小續命湯」加大黃，僵蠶。6劑，每日服1劑。同時每3天施以1次多經絡多穴位針灸。

二診：脈象、舌象基本如前，病情穩定，但是大便不暢。處方「桂枝加黃芪湯」合「甘麥大棗湯」加石決明，生牡蠣，大黃，僵蠶。6劑，日服1劑。多經絡多穴位針灸如前。

三診：患者語言能力開始改善，扶着拐杖可以自己行動，睡眠可。延用上方，6劑。繼續針灸。

四診：仍見外邪內虛，處方延用上方加地龍乾。繼續針灸治療。囑每星期來覆診。以後陰經病逐漸轉向陽經，病情明顯好轉。處方則用前方去石決明、生牡蠣，加穿山龍，守宮。以此法治療3個月，病人半身不遂基本上痊癒，不用拐杖行走，面部感覺恢復，左右臉基本對稱，語言流利達到百分之九十以上。病人和家屬滿意療效。病人選擇了中醫，享用到個性化服務的方便貼心，醫療費用也得以節省。

知 識 儲 備

中風後遺症

病因：阻塞性腦血管缺血。

典型症狀：半身不遂，口眼喎斜，説話不清，可能伴有血壓異常。

生活宜忌：忌煙酒，飲食宜葷素搭配，多做康復鍛煉。

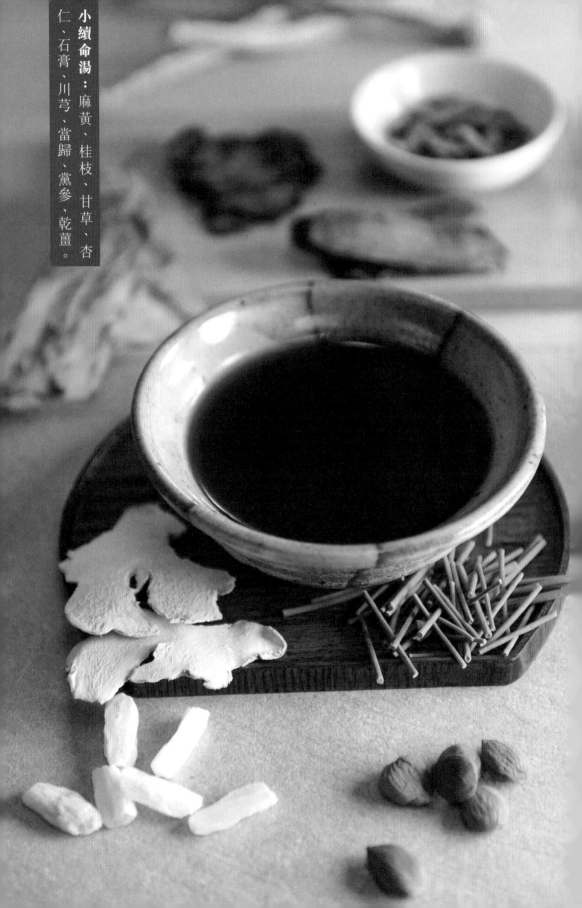

小續命湯：麻黃、桂枝、甘草、杏仁、石膏、川芎、當歸、黨參、乾薑。

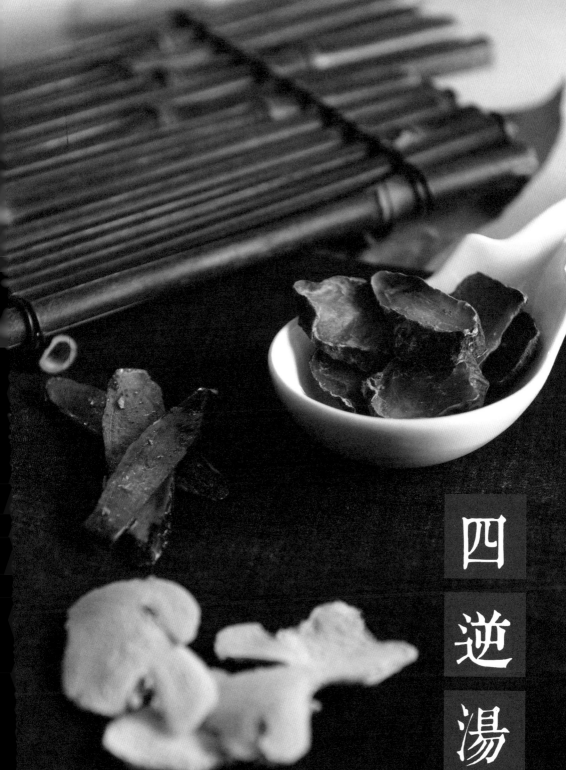

四

逆

湯

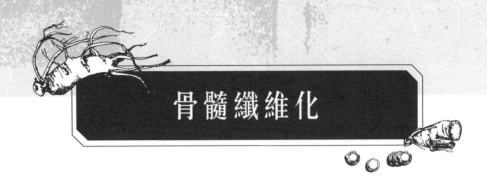

骨髓纖維化

4 年前，一位女病人血色素低到只有 4mmol/L，她自己不明就裏，只說頭暈。提示她去醫院做檢查，一到醫院，還不等檢查結果，醫生就先替她輸血以解救危象。貧血到這個程度，是甚麼原因在搞鬼？

我根據證型，開了益氣活血的方子予她，但由於病情特殊，我們都焦急地等候檢查結果。又過了兩個月，過程中病人連續輸血兩次，這時，病人的檢查數據陸續出來了。包括外周血細胞檢查、骨髓穿刺、染色體分析、基因檢測、血清促紅血球生成素測定、肝、脾的電腦斷層掃描（CT）。西醫的診斷是——骨髓纖維化。

骨髓是身體的造血工廠。打個比喻，工廠生產量很大，市場消耗量不增反減，產量繼續瘋長，工廠裏就積壓很多庫存，堆積到放不下時，生產只好停止。若人體的造血工廠停產，會發生甚麼事？貧血。這樣就不難理解了，「骨髓纖維化」是病人身體的幹細胞發生異常反應，骨髓膠原分泌增多，分解減少，骨髓纖維組織增生太嚴重，擠壓得這個造血工廠幾乎造不出血來。

這時，病人經過輸血達到 9.2 血色素，此後每隔半個月就接受輸血，

情況強差人意，血色素僅在 6.6 至 9.4 之間徘徊。醫院給予大劑量類固醇口服，至 8 個月後，因發現病人血液裏堆積了太多鐵質，停止輸血。怎麼辦？病人時年 46 歲，因貧血提早絕經了。貧血如果惡化下去，後果不堪設想。

病人的父親是一位老知識分子。早年經我治好了一點毛病。他陪着女兒來，執意讓我幫忙救治。眼見不能推搪，我只好小心翼翼地接診。

當時患者兩手冰冷，面色不華，脈細緩，舌紅有裂紋，苔少。二便尚可。脈證所見，屬太陰經裏虛寒證。細脈反映氣虛血少，緩脈主津血虛。以「四逆加人參湯」為主方，配伍「甘麥大棗湯」和「桂枝加黃芪湯」，加熟地、紫河車、黃精、地龍乾。

「四逆加人參湯」溫中回陽，振奮沉衰，方中四味藥：熟附子、乾薑、甘草、人參，藥少力專。熟附子大辛，純陽，補先天命門真火；乾薑助熟附子升發陽氣；人參健胃復津，得「甘麥大棗湯」之助，更治津血虛臟腑失養。黃芪配地龍乾，聯為一組「藥對」，朱良春前輩最善用，此處用於益氣活血，通絡生新，拮抗骨髓纖維化。紫河車、熟地和黃精生血活血。內服 7 劑。

覆診，服藥後無不良反應，依前方再進，適證加減，服藥一段時間。

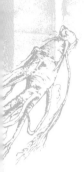

自從停止輸血，醫院改給予免疫抑制劑服用。中西醫在這時又並軌了，病人邊服西藥，邊服我的藥方，還堅持上班，對我的要求可以說相當高的。在這裏也為病人點個讚，作為專業人士的工作本來就不輕鬆，她非常自重，拖着病弱身體，4年來舟車勞頓，南來北往，從不含糊。

治療一段時間之後，病人血色素穩定在9.6水平。改用「麥門冬湯」，加石斛、紫河車、白朮，健胃生津，以奏補虛養血之效。至今該病人仍按時覆診，經年病情穩定，工作生活如常。

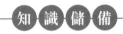

骨髓纖維化

病因：骨髓纖維組織異常增生。
典型症狀：嚴重貧血。
生活宜忌：富含營養又容易消化的日常飲食，避免受流感病毒傳染，防止受傷流血。

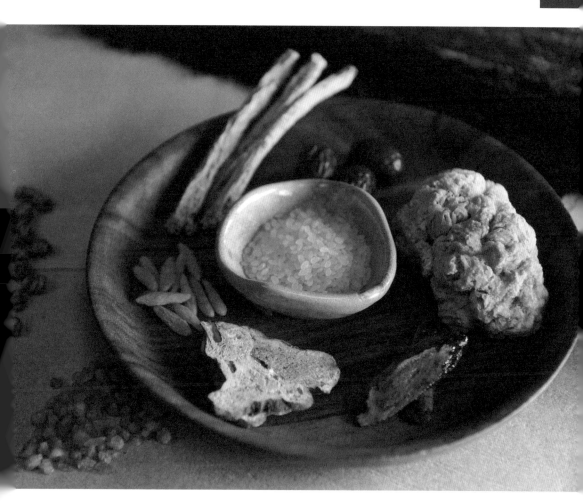

臨床用藥：麥冬、黨參、法半夏、大棗、甘草、粳米、石斛、紫河車、
白朮。功效為健胃生津。

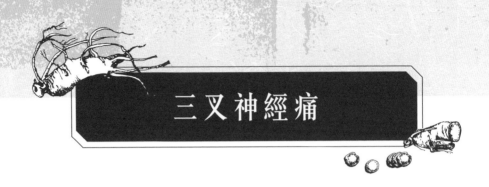

三叉神經痛

　　三叉神經痛會給患者帶來巨大的痛苦。有一天來了一位用手緊緊捂着臉的中年女性，痛苦不可名狀，面容扭曲，全身瑟縮發抖，說話不想張口，嘴裏嘟嘟噥噥的，走路不想邁腿，鴨行鵝步，好像隨時傾跌，兒女在左右兩旁小心攙扶。甚麼病會讓人痛成這樣？

　　坐在診療椅上的患者連說話的力氣彷彿都沒有，由一雙兒女訴說病情：患者 67 歲，是慈雲山某學校的一名清潔工，2014 年患上左側三叉神經痛，兩年來反覆發作，冬季尤甚，服食止痛藥，效果不理想。近兩周左側三叉神經痛加重，痛到左眼流眼淚，需要用手捂住臉部疼痛才能稍微緩解，夜晚入睡，痛醒數次。

　　近日在伊利沙白醫院、將軍澳醫院和聯合醫院 3 家醫院一共處方 5 種止痛藥給她。對，毫不含糊，是 5 種，同時服用，但是仍痛甚。患者自訴，每分每秒都是煎熬，甚至到醫院急診打止痛針也沒有多大療效。正當子女無計可施，偶然在網上找到了中醫，曾經治療過三叉神經痛，才重燃希望。

　　患者舌苔白厚，腹部脹氣，細問之下，大便不正常，食慾不振，自訴止痛藥服用後，口淡，食不知味。脈弦緊。六經辨證為少陽經同太陰經合病，氣滯血阻。首方選用「甘麥大棗湯」。人的痛感時常受中樞神經影響，欲減輕大腦對疼痛刺激的反應，「甘麥大棗湯」有使用的機會，故選為開路方，加生石決明、生牡蠣、珍珠母、生龍骨、浙貝母、延胡索、

肉桂粉，抗痙安神，消腫止痛；僵蠶、白附子、守宮作為通經走絡的專攻藥，鬆解三叉神經。每日服藥 2 劑。

針灸治療則採用「通行十二經絡」的方法，在三叉神經的分佈區，着重疼痛點的刺激。在接受針灸的 10 分鐘內，患者情緒明顯平靜，呼吸平穩。囑每 3 日針灸 1 次。兩周後覆診。其時舌象已有明顯改善，舌質淡紅，苔白膩，三叉神經仍痛，但不致於瑟縮發抖。脈弦，頭暈，其時血壓在 162/106（左），174/105（右），處方：在上方基礎上，加夏枯草，益母草，豨薟草三味，調整血管功能，加天麻熄風止痛。服藥 10 劑，繼續針灸。

服藥後覆診，血壓正常，頭暈改善。西藥減量。患者及家人均現喜悅之色。再選用「四逆湯」合「理中湯」宣通氣血，去僵蠶，留用白附子、守宮、加夜交藤，疼痛基本消失。最後改用某位名中醫之「頭痛方」作修護，以竟全功。頭尾 3 個月，疼痛不再，恢復工作。

知 識 儲 備

三叉神經痛

病因：血管壓迫神經，牙科疾病或免疫失調。

典型症狀：單側面部刺痛或刀割樣痛，疼痛非常劇烈，可使人表情扭曲，流涎，流淚，疼痛發生一陣之後又會驟然消失。

生活宜忌：痛側避免受凍。戒煙酒，戒辣食。保護好牙齒。

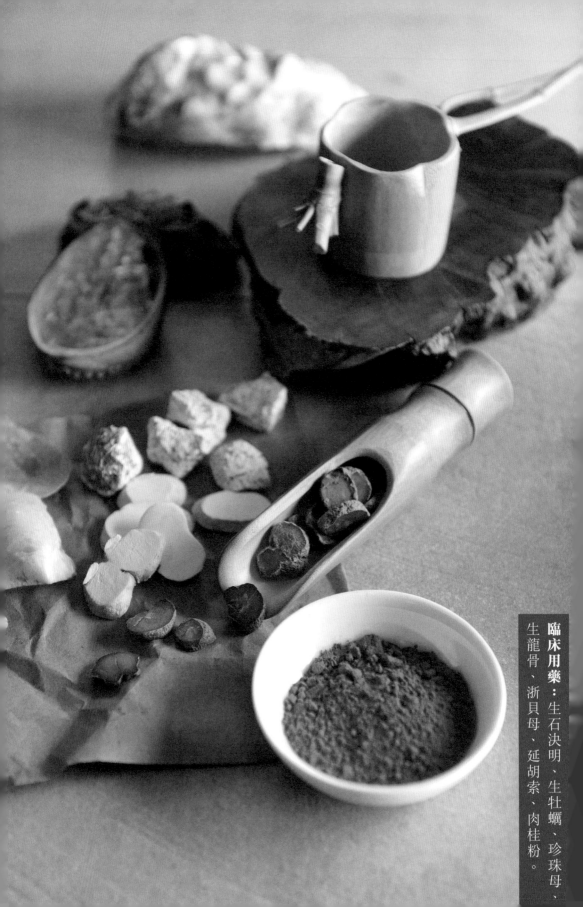

臨床用藥：生石決明、生牡蠣、珍珠母、生龍骨、浙貝母、延胡索、肉桂粉。

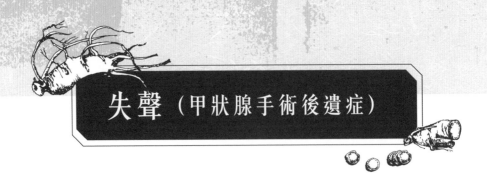

失聲（甲狀腺手術後遺症）

　　甲狀腺手術後聲音嘶啞很常見，多數患者經過一段時間後慢慢復原。

　　2011 年我接手一宗病例，比較棘手。患者年約 40 歲，是一名文職人員。病人兩年前曾經做全子宮切除手術。5 個多月前又做了全甲狀腺切除，手術後完全發不出聲音。因等候多時都不見復原，她非常擔心。切除了子宮之後，甲狀腺病了；切除了甲狀腺之後，聲音又啞了。

　　怎麼總是治了一個病，又治出一個新病來呢？

　　幾個月說不出話，情緒非常不好。她的醫生說，手術時碰到了聲線神經可能以後都難以發出聲音。手術前是自己親自作了術前風險簽字，這下可怎麼辦呢？

　　朋友介紹她來求診。刻診見臉色蒼白，身體消瘦，舌淡白，苔白厚中帶黑，脈細緊，證屬裏虛寒甚，氣血兩衰，太陰經病。治以溫中祛寒，宣肺開聲，方選「四逆湯」合「桂枝加黃芪湯」，加玉蝴蝶、桔梗、桑枝。

　　全方藥味為熟附子、炙甘草、乾薑、大棗、桂枝、白芍、黃芪、玉蝴蝶、桔梗、桑枝。每日服 1 劑。每隔 3 日針刺治療 1 次。患者治療兩周開始見效，信心大增，堅持服藥針灸兩個月，重振歌聲，完美收效，聲線如前無異。患者很開心，寫來致謝信。

失聲

病因：手術損傷引起。

典型症狀：發不出聲音。

生活宜忌：禁煙酒。

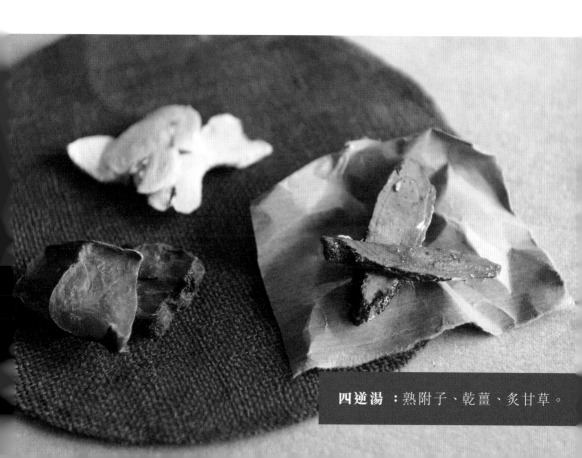

四逆湯：熟附子、乾薑、炙甘草。

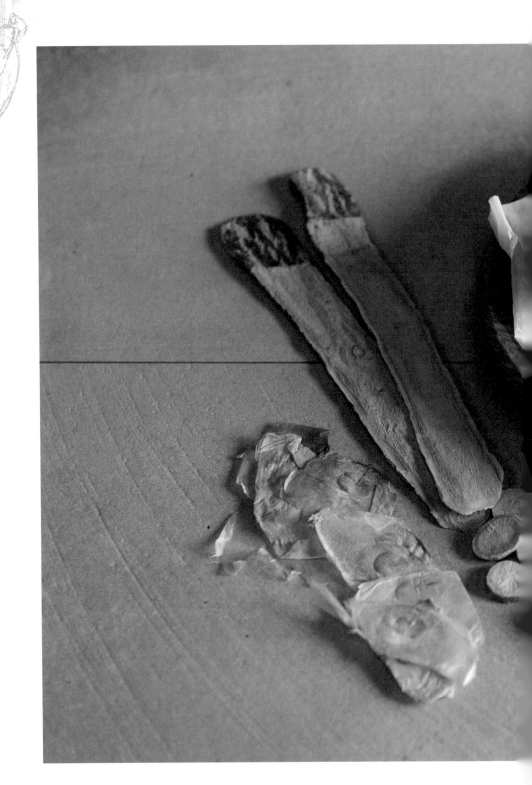

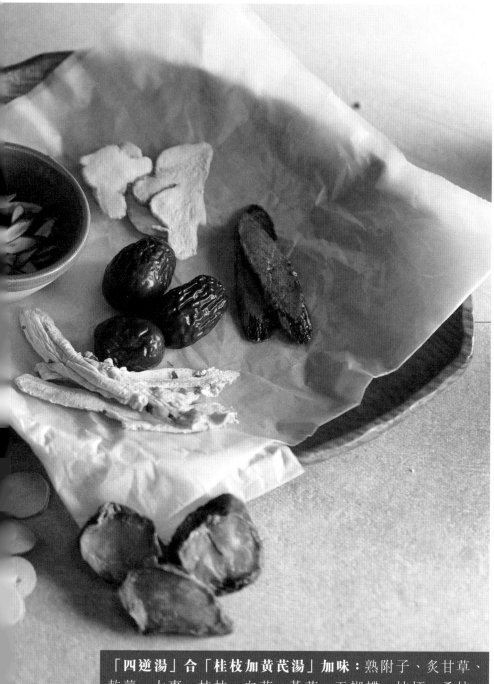

「四逆湯」合「桂枝加黃芪湯」加味：熟附子、炙甘草、乾薑、大棗、桂枝、白芍、黃芪、玉蝴蝶、桔梗、桑枝。

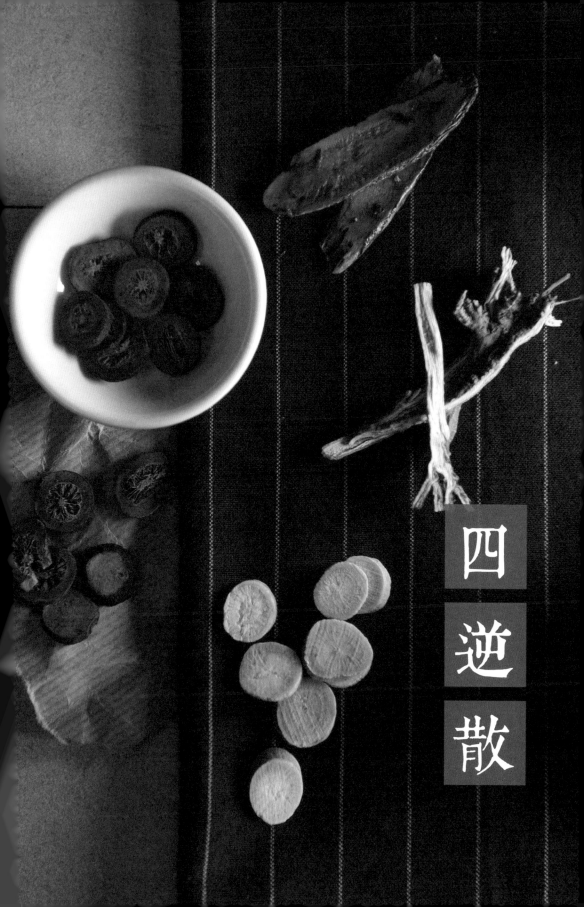

四逆散

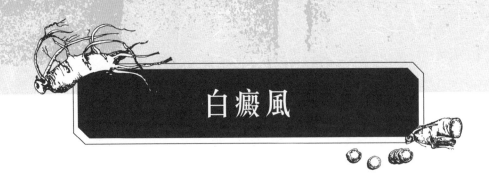

白癜風

　　有一位女患者，自訴患皮膚白斑病（白癜風）10年，專門來找我治白斑。患者48歲，唇邊出現一圈白斑，10隻手指、腹部、大腿也出現大小不一的白斑，周圍有輕微色素沉着，她說初期只有小塊皮膚變白色，漸次擴大、增多。

　　這個病診斷易，治癒難。中西醫都沒有報導過甚麼特效療法，中醫唯有辨證論治。辨證論治，離不開望聞問切。我的指尖一搭病人的脈，是個數脈，脈數而復緊，為未解之病。測了一下心跳，每分鐘116次。中醫教人不要「見皮治皮」，我深以為然，這次又應驗了。

　　先說這個數脈，中醫的數脈，是脈動速率太過。較平脈為多者，即謂數脈。脈動發於心。心受盛熱刺激則運動加速，故數脈主熱；熱盛則陰液為傷，故久病脈數，多見虛損。數脈在這裏不僅止於熱，也主虛。中醫將人體內臟和體表各部分看成一個整體，皮膚損害與內臟失調相關。我仔細查問，她才說起患有甲亢，服食西藥影響到肝功能，自己放棄服西藥，驗血T4指標高至49.6mmol/L，TSH低至<0.01mmol/L。

　　我明顯感覺她有虛證，這個「虛」在哪裏呢？原來患有子宮肌瘤、月經量多，引至虛衰。因見舌淡苔白。證候紛繁複雜，從何下手呢？

　　血氣虛滯於內，榮衛不利於外，皮膚失於濡養，發為白斑。如果整體得調，則皮可得癒。先以「四逆散」加仙鶴草、地榆、當歸、熟地、守宮，活血調經，經量多失血重時，熟地用到一兩，虛損明顯改善。再選用周鳴岐「除白散」合「甘麥大棗湯」，加生石決明，全方為：白芷、浮萍、威靈仙、蒼術、刺蒺藜、丹參、旱蓮草、紫草、沙苑子、何首烏、補骨脂、甘草、浮小麥、大棗、生石決明，以湯劑服用。配合針灸。因應病情靈活交替兩方，調整藥量。

　　治療全程 11 個月，白斑全消，甲狀腺 T4 及 TSH 指標回復正常，月經正常，效果很好。告訴病人可以完全停止服藥。囑半年覆診。其時剛好 50 歲，她告知我已絕經，不用再擔心子宮肌瘤出血了。

　　這例白斑能夠完全治癒，是不是偶然之得呢？我認為還是歸功於中醫「整體觀」。

知　識　儲　備

白癜風

病因：免疫功能失調。

典型症狀：皮膚出現白斑，大小不一。

生活宜忌：適當接受太陽光照射。

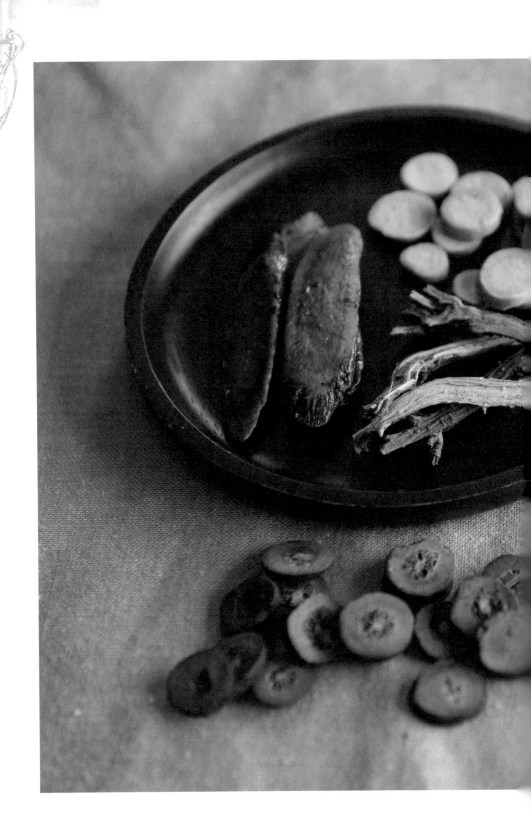

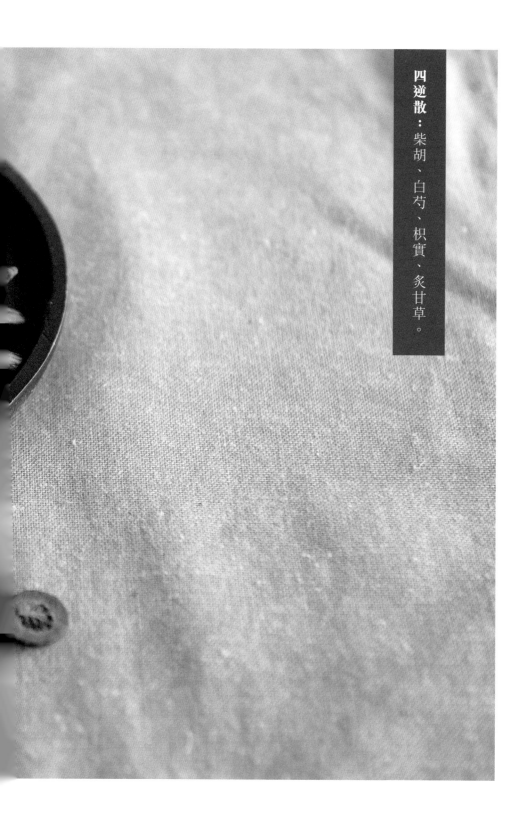

四逆散：柴胡、白芍、枳實、炙甘草。

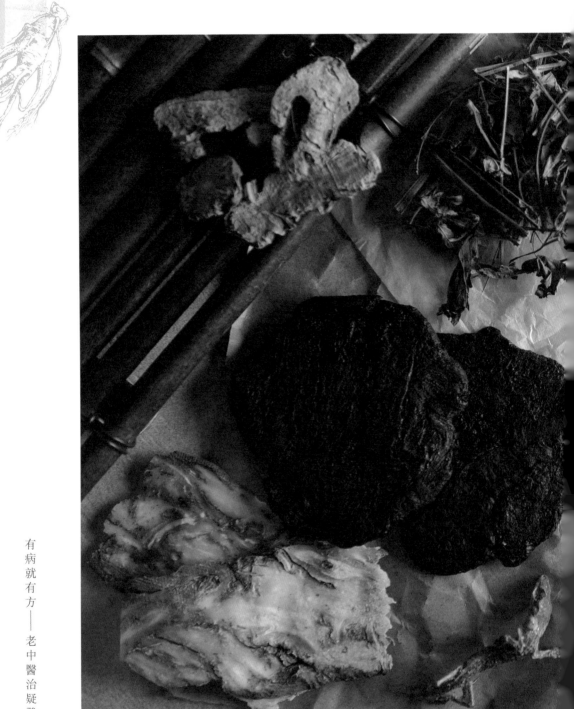

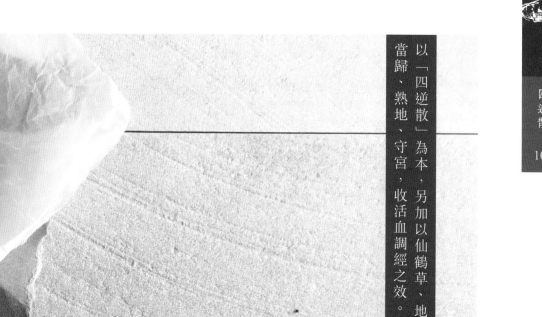

以「四逆散」為本，另加以仙鶴草、地榆、當歸、熟地、守宮，收活血調經之效。

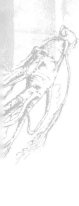

「**除白散**」合「**甘麥大棗湯**」加味：白芷、浮萍、威靈仙、蒼術、刺蒺藜、丹參、旱蓮草、紫草、沙苑子、何首烏、補骨脂、甘草、浮小麥、大棗、生石決明。

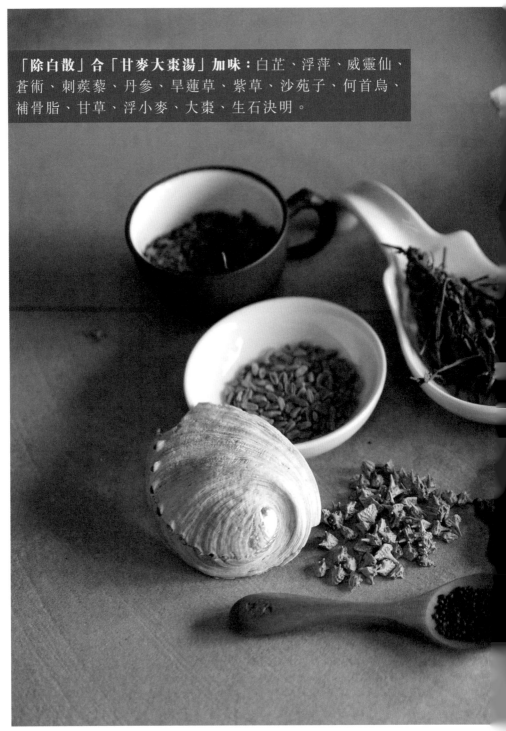

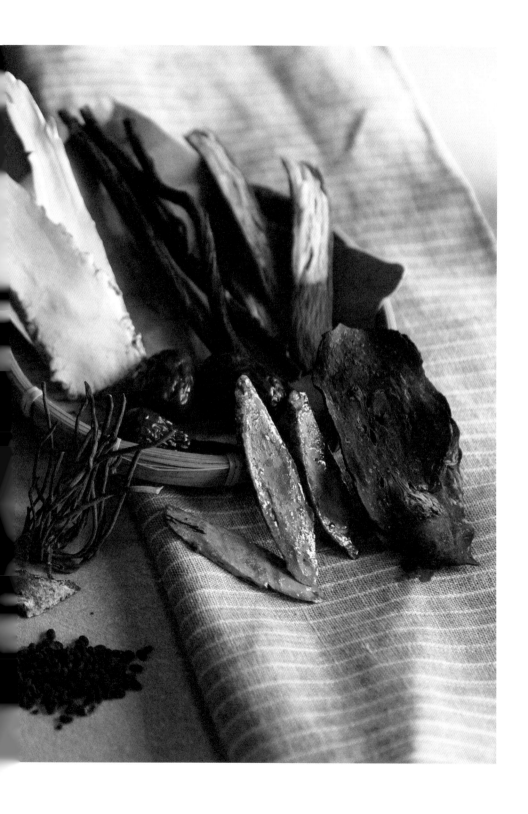

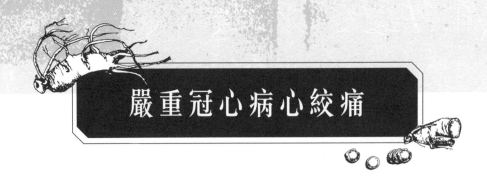

嚴重冠心病心絞痛

病人是一位技術型企業家。年約 60 出頭，人生的積澱算厚實了。和他談醫療，他能夠觸類旁通，由此及彼。這樣也暢快，省得我瞻前顧後，支支吾吾，有甚麼就敞開談好了。

年屆 60 的時候，他工作上遇過一點磕磕撞撞的煩心事，幾經努力，已經將煩難排解了，但是留下了一個病。

他說，情緒波動之後有胸痛胸悶的感覺，喘不過氣。他指着左胸說，最近心口這邊很痛，是悶悶的痛，與勞累無關，痛的程度很嚴重，含硝酸甘油不能緩解，持續時間頗長。經西醫藥物治療，不大顯效。

香港這種類型的企業家我沒少見，在人們口中，他們被稱為「鐵人」，細查之下，你會發現他們的病痛，只會比他們自己描述的更嚴重。他已經做過 CT 冠狀動脈顯像檢查，西醫建議放入支架。但是，不確定可否成功，如果不成功，立即改用心臟搭橋手術。

他來找我的目的，是談談這場手術有沒有迫切性。我們平靜地聊着，好像朋友聊天一樣。我說，冠狀動脈 CT 檢查是採用多排螺旋 CT 的增強掃描，以及三維重建技術，來取得冠狀動脈血管的成像。話題從這裏開始，富有技術根基的他，聽起來很感興趣，彼此談得很對胃口。

我説：「CT 對冠狀動脈重度狹窄，或者開口處畸形的，顯影效果好。」這層意思，他懂了。醫生説 CT 後支架不一定成功，意味着如果他有血管先天性畸形，放入支架也未必成功。談到這裏，他對自己的病情心中有數。

我借用西方醫學的知識説：「置入支架手術呢，是利用鋼絲導入一個好像氣球一樣的球囊，將狹窄病變的位置擴張，再放入支架，使血管持久地張開。讓血流入心臟。對單支血管阻塞的病人來説，會比較合適，創傷小，花費低。搭橋手術，對冠狀動脈左主幹近段病變，或開口處病變，特別是多條血管堵塞，是一個有效的辦法。現在搭橋手術甚至不一定完全在正中開胸，可能採用各種位置小切口進行。」

他問：「從病人的角度出發，如果我想選擇最安全、創傷最小、花費低的治療呢？」我答：「非中醫莫屬」。説罷，二人相視大笑。就這樣，他成了我的病人。

首診，患者心律偏快，血壓高。切其脈，脈細緊；視其舌，舌紅苔白。飲食略差，二便自調。從 60 之齡已見形神衰奪，白髮蒼蒼，知為內損。患病之由，因內懷憂恚心緒，久不得釋，陽遏於裏，不得布達，《傷寒論》所説「陽微結」是也，以致痰飲內伏，辨為太陰經、少陽經合病，氣鬱壅滯，夾內瘀。

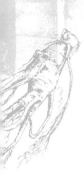

　　遵《傷寒論》318條，以「四逆散」主之。此言四逆，是因血行受阻，脈微細而致逆，致悸（心跳），形似少陰病外觀，實為少陽波及於心。鬱滯之證，「四逆散」為宣通氣血，疏解氣機良方。更合「甘麥大棗湯」，調其津血虛，臟腑失養，再加入專病專治的降壓三味，全方藥味為：柴胡、白芍、枳實、炙甘草、浮小麥、大棗、豨簽草、夏枯草、益母草。內服6劑。

　　二診時，血壓平順了一點，心跳仍然偏快。心口時有疼痛。但發作較為稀疏。脈虛大，舌紅，苔白。沿用上方，加守宮一味，配合針灸治療，每3日針灸1次。

　　一周後，脈象轉為浮緩，患者自覺病情減輕，有信心繼續中醫治療。於是守方再進6劑。

　　此後胸痛甚少發作，精神體力轉佳，血壓接近正常值。自此他成了我的「粉絲」，堅持服中藥4個月，最近減藥，隔日服1劑。

　　他頗有感悟地說：「一個人得病有時是複雜的。如果慌慌忙忙去做手術，心血管窄了就搭橋，腦血管有點堵就破顱，腎血管塞了就去開腎，那何時是了啊，你能想像嗎？」

　　冠心病放入支架，俗稱「通波仔」，是救急手法，幫助患者解除急性心肌梗塞至死的危險。它不是治好心肌梗死，只能使病人暫時脫離危險。放入支架心血管暫時是通了，長遠來看仍有堵塞的可能性。支架不能使血管斑塊消除，也不能阻止其生長，放置支架的地方一旦發生組織炎性反應，更易生斑塊，更易堵塞。

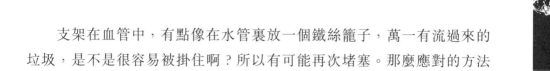

四
逆
散

111

支架在血管中，有點像在水管裏放一個鐵絲籠子，萬一有流過來的垃圾，是不是很容易被掛住啊？所以有可能再次堵塞。那麼應對的方法是長期使用抗凝血藥，干擾血液正常凝固，來維護這個支架。

人的血液自帶凝血功能，使出血和凝血處於平衡狀態。服用抗凝藥打破了這種平衡，有時是危險的，例如胃出血、腸出血、顱內出血，鼻、眼、腎、膀胱、甚至外傷，出血止不住，有多麻煩？

除了一小段血管張開，全身的血管壁還是會長斑塊，這點宜慎加考慮。

最近經影像檢查，病人的冠狀動脈有一支是良好的，另外兩支硬化程度比較重。中醫治療後的改變，在於心肌供血情況明顯變好了，胸痛完全消失，陣發性心跳過快消失，不再氣喘，血壓正常，睡眠安穩，每日如常處理公司業務，家人不再擔驚受怕，不用慌慌忙忙去張羅一場大手術。

知 識 儲 備

嚴重冠心病
心絞痛

病因：血管硬化。

典型症狀：胸悶胸痛，陣發性心跳過快。

生活宜忌：禁煙酒，少吃油膩食物，多吃富含奧米加 3 的魚類和蔬菜，飲綠茶。

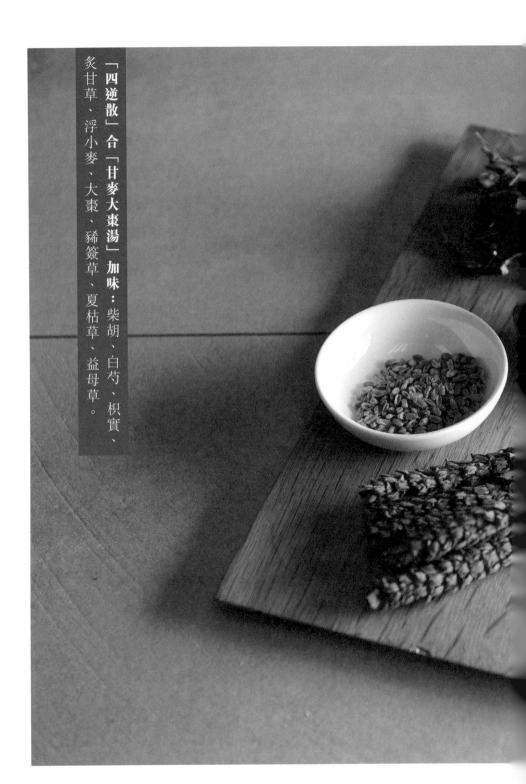

「四逆散」合「甘麥大棗湯」加味：柴胡、白芍、枳實、炙甘草、浮小麥、大棗、豨簽草、夏枯草、益母草。

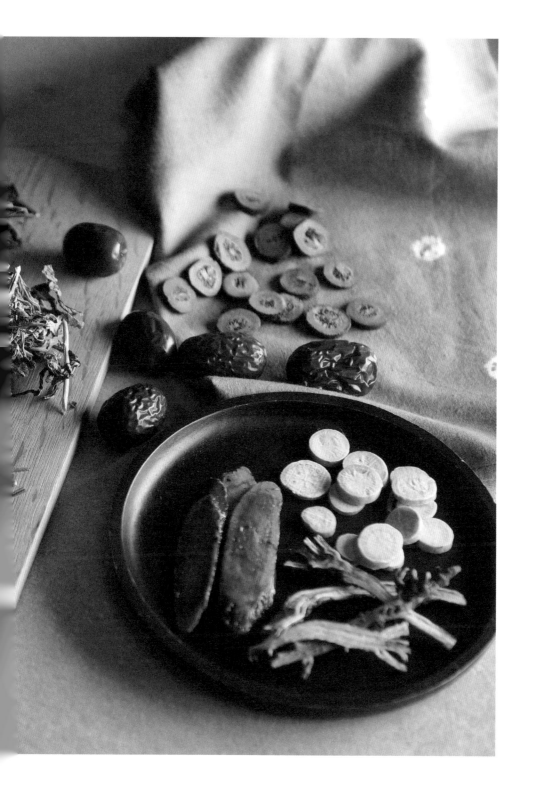

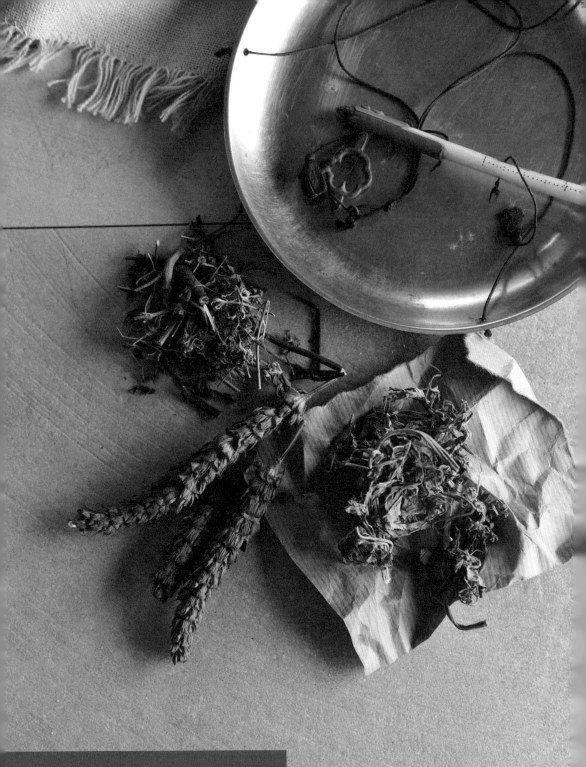

降壓三味：豨薟草、夏枯草、益母草。

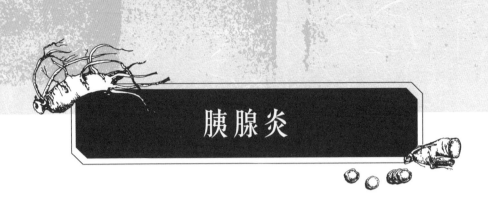

胰腺炎

陳伯 90 歲的時候，因老年慢性疾病，安祥地離世了。

在他的追思會上，大家圍坐成圈，他的老伴用一方潔白的手絹靜靜地揩拭淚水，親朋好友們輕聲地勸慰着，場面溫馨感人。

這位遺孀就是我的病人，本病案的原型。老太太輕聲地說：「阿伯是孤兒出身，由一個窮學徒開始，一直做到某家作坊的東主，一生勤儉，攢下來的錢，一個銅板都沒有揮霍，關鍵的時候都用來給我治病，兩次把我從閻羅王的手裏硬生生地拉了回來。沒想到，他卻先我而去了……」

因職業的關係，我就是這個真實故事的見證人。認識這對夫妻的時候，他們已經臨近退休年齡。有一天，一個從某醫院病房打出來的電話找到了我，電話另一端是一位男士，他說：「病人患胰腺炎，住院治療了兩個多星期，現在醫生批准出院了，但是病人吃不下飯，胃難受，不時作嘔，血糖高。我們現在預約來看中醫」。

接到這個電話，我心裏「咯噔」了一下。胰腺炎，凶險萬分的病啊。跟師學習的時候，我接觸到重症急性胰腺炎，必須有專業的醫療團隊救治，病情變化多端，醫療團隊有外科、內科、介入科、影像科、ICU（深切治療科）協同運作，技術難度是非常高的，死亡風險也非常高，對醫護人員的綜合能力極具考驗。

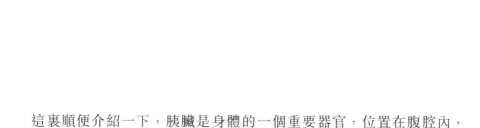

這裏順便介紹一下，胰臟是身體的一個重要器官，位置在腹腔內，胃的後方，功能是分泌消化酵素。現代醫學認為胰腺炎是由於各種原因導致的胰酶激活，急性期胰臟腫大，甚至出血，壞死，滲出物在腹腔造成進一步炎症反應，對人體危害極大。如果病人經過檢查，發現胰腺膿腫導致胰管阻塞的話，醫生需要開腹清除壞死組織，放置多支多孔引流管，手術後持續灌洗，然後縫合傷口。

雖然難治，並不意味這種病無法可治。女病人由丈夫推着輪椅送來了。留醫這一役，打敗了病魔，從閻羅王手裏跑了出來。醫生做手術替她去除壞死胰臟組織，傷口部分剛剛拔去了引流管，覆蓋着厚厚的藥用紗布。病人暫時使用飲管吸食流質食物。

這是一位性格比較開朗的病人，來到我的診所，見面就說：「醫師啊，原來一個人有病真係好難講，有時一唔覺意，瞇埋眼就去咗嘅啦。」（一不留神，眼睛一閉，人就走了。）

首診所見，患者體型肥胖，精神疲勞，面色青黃。西醫化驗結果，血清澱粉酶活性大幅升高，血糖偏高，鹼性磷酸酶升高，穀丙轉氨酶升高，CA199 指標正常。患者主要不適是作悶作嘔，頭暈，兩脅作痛，忽冷忽熱，口乾但不想喝水，口苦、胃口不好。睡眠尚可，大小便正常。脈細緊，舌淡無澤，裂紋，苔少。證屬少陽經、太陰經合病，氣滯瘀阻，中寒內虛，治以宣通氣血，疏解氣機，溫中祛飲。方藥選用「四逆散」合「甘麥大棗湯」加石決明、生牡蠣、淡竹葉、旋覆花。

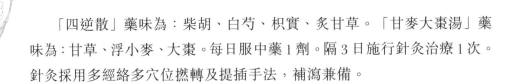

「四逆散」藥味為：柴胡、白芍、枳實、炙甘草。「甘麥大棗湯」藥味為：甘草、浮小麥、大棗。每日服中藥1劑。隔3日施行針灸治療1次。針灸採用多經絡多穴位撚轉及提插手法，補瀉兼備。

囑日常只能進食流質食物，例如粥和清湯，禁油膩，戒吃肉類和蝦蟹。並要遵從西醫吩咐，依時服藥。治療一個月，覆診多次，主方未改，只按病情稍作加減。其時，病人精神轉佳，面色青黃消退，雖然平常一日三餐仍以粥為主，嚴戒油膩，但體力日漸恢復，大小二便正常。病情穩定了一段時間，澱粉酶和血糖指標下降，並穩定不再飆升，穀丙轉氨酶回復正常。

相隔一年左右，患者腹痛，嘔吐，經醫院檢查診斷為胰腺炎再次小復發，入醫院做胰管引流手術。胰腺炎反覆發作，造成胰腺進行性破壞，也是非常危險的。

當她出院來診，再以中藥為她內服治療，「理中湯」、「苓桂朮甘湯」作為扶正藥，守而不變。而溫陽祛飲滲濕的藥，例如「甘草附子湯」、「五苓散」，謹守以方類症的原則，有針對性地使用，按病情需要更換。攻邪藥加入守宮、丹參、屈頭雞、獨腳金，扶正藥加入北芪、五指毛桃，健脾以麥芽、雞內金，解郁加太子參、合歡皮、鬱金，傷風感冒解表以蘇梗、白茅根等。一直按此法調治，10年病情維持穩定無復發，外出旅行及家居生活都無礙。

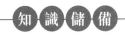

知 識 儲 備	
胰腺炎	**病因：**免疫功能失調，膽石，酗酒。 **典型症狀：**上腹痛，放射至背部，十分劇烈，嘔吐，發燒，血清澱粉酶和脂肪酸濃度升高。 **生活宜忌：**禁煙酒。戒油膩食物，戒生冷辛辣。

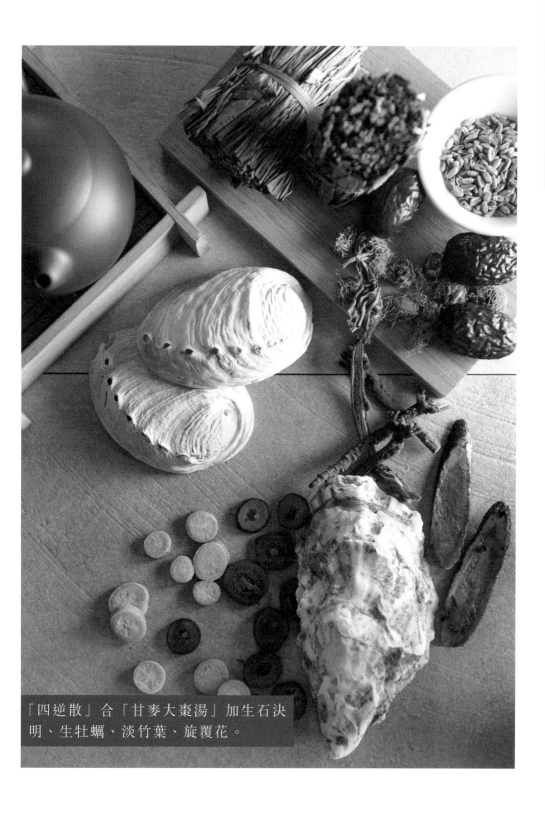

「四逆散」合「甘麥大棗湯」加生石決明、生牡蠣、淡竹葉、旋覆花。

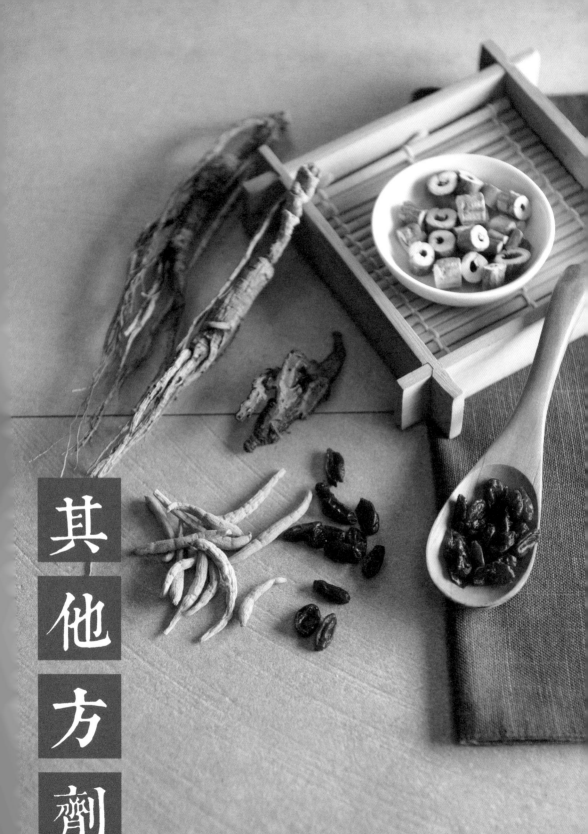

其他方劑

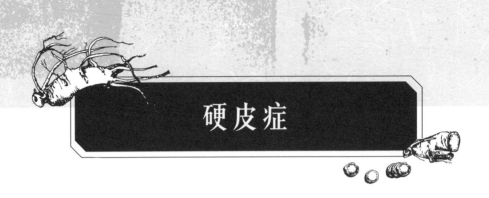

硬皮症

有一位女病人，初次來看病的時候，明顯感覺到這個人窩着一肚子火，同時又茫然無助。我捕捉到的第一個異常現象，是她的面部皮膚有點發黑，好像塗了一層蠟在臉上，光亮而僵硬。

「是個棘手的病例」，我暗想。

剛坐下來不久，她的一肚子火就發洩出來了，幾乎用搶白的語調說：「硬皮病是不是不治之症？為甚麼每個醫生都不肯對我解釋清楚，這個病到底有甚麼危害，病人是不是就該不明不白地等死？」看來她是要找個機會一吐為快！我讓她接着說。「我看了 ×× 和 ×× 公立大醫院，又看了 ×× 私家醫院。我的病歷確實是厚厚的一叠，但是當我坐在診桌前，醫生的眼睛卻一直盯着電腦，不看我。我反覆地把我的雙手遞到他面前，讓他看看我的手指，硬得不能彎轉，醫生也沒有把注意力放在我身上，含糊其詞，説這個病就是這樣。」

這番話從另一個角度提醒我：人，對他人的痛苦是缺乏想像力的。為醫者真是應該仔細瞭解病人，感受疾病是如何影響他們，才能幫到他們。仔細詢問之下，瞭解到患者發病 1 年。雙手指掌、前臂、小腿、大腿、腹部和臉部皮膚發硬，曾經在幾家大醫院治療未能控制，逐漸加重。西醫檢查，CK 肌酸磷酶上升至 916U/L（正常值 30-135U/L），食道病變導致食管收窄，胃壁發現病變，內臟器官纖維化。

　　臨床觀察，患者臉部微黑發硬，如蠟塗於上，鼻翼稍見變尖（鼻頭肌肉缺失），面部三叉神經痛。手指皮膚繃緊發硬，難以捏起物件，難做精細動作，右手五指最嚴重，按鍵盤也做不到，手腕、手肘、腳踝關節彎曲不利。吞咽略有困難，胃納差，舌淡紅，苔白而少，脈沉細而緊，咳嗽，胸悶，心率偏快。

　　綜觀證候，錯綜複雜，屬於系統性硬皮病。梳理病機，屬先天腎氣不足，後天調攝不慎，氣血虧虛致外邪痹阻肌膚，發為皮痹。病邪既在皮毛腠裏，又入肌肉筋骨，這些尚在太陽之表；危害在於病邪深入臟腑，導致器官纖維化，必須要細察有無陷入陰證，若發展至各種萎縮為特徵的病損，後果可能很嚴重。治則：溫通經絡，軟堅止痹。

　　方劑選用鄧鐵濤教授「硬皮病方」，加減化裁，人參、山萸肉、生鱉甲、牡丹皮、桂枝、黃芪。

　　人參急補氣血，山萸肉補腎氣，此二味藥救其先天不足，後天失養。牡丹皮、生鱉甲祛瘀，破癥瘕堅積。再借桂枝透表，黃芪去皮水，修復皮毛肌肉，此二味藥共用推動病人自癒能力。加生牡蠣、浙貝母潛陽軟堅。服藥 10 數劑後，營衛得以調整，諸症減輕。再以此法加一味善於竄走的藥，守宮。服藥數周，配合針灸，指掌漸溫，臉上暗黑色漸漸褪去，臘黃色僵硬開始變軟，痛楚消失。覆診至第 4 個月，可以正常工作。

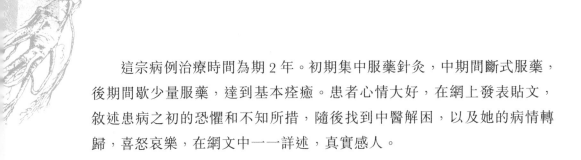

　　這宗病例治療時間為期 2 年。初期集中服藥針灸，中期間斷式服藥，後期間歇少量服藥，達到基本痊癒。患者心情大好，在網上發表貼文，敘述患病之初的恐懼和不知所措，隨後找到中醫解困，以及她的病情轉歸，喜怒哀樂，在網文中一一詳述，真實感人。

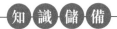

知・識・儲・備

硬皮症

病因：不明。

典型症狀：各處皮膚增厚變硬，纖維化，可以影響內臟，例如心臟、肺、胃、食道等。

有病就有方——老中醫治疑難重症病案

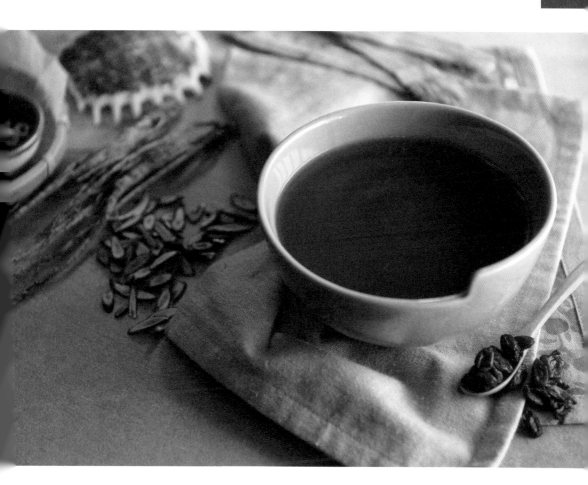

硬皮病方：人參、山萸肉、生鱉甲、牡丹皮、桂枝、黃芪。

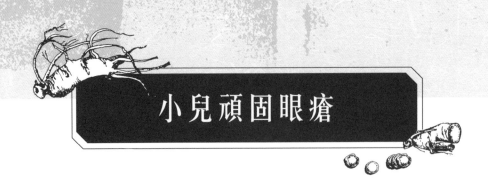

小兒頑固眼瘡

　　這一例眼瘡，說難也難，說易也易，人家用抗生素和手術無效，我從《傷寒論》六經辨證入手，「有是證，用是方」，難題迎刃而解。

　　有一個兩歲小女孩，數月來雙側眼瞼生出膿瘡，每一隻眼瞼長出 3 到 4 個膿瘡，可以想像幾乎連眨眼都痛，孩子哭鬧不已。經西醫眼科用抗生素治療不效，以手術切開放膿，切完左眼皮切右眼皮，放完了膿又再灌膿，反覆不癒，小女孩這樣治療太受罪了，父母更擔心一個女孩子眼皮割來割去的，將來長大了怎麼見人呢？經親戚介紹，帶孩子來找中醫治療。

　　既然抗生素和手術都處理不好，那就要另闢蹊徑了。我觀察小女孩，在媽媽懷抱裏不停地扭來扭去，躁動不安。看她的舌象脈象，有裏熱之證。想起經方大師胡希恕談到：「心氣不定」也有用「瀉心湯」的機會。心氣不定就是指心煩心悸，精神不安。「瀉心湯」由大黃、黃連、黃芩三味藥組成，善瀉火，清裏熱，古人認為「心主火」，故稱「瀉心湯」，不僅治療熱結於心下，也治上焦有熱的眼睛腫痛、牙痛、口瘡，查病孩舌脈及大小二便之規律，此屬裏熱上犯，火邪而致目赤生瘡。

　　立遵胡師之訓，治以清瀉裏熱，處「瀉心湯」加味，方劑組成：大黃、黃連、黃芩、黃芪、桔梗、夏枯草、穀精草、生麥芽、粟米芯、水牛角絲。方中「瀉心湯」三味藥之外，黃芪治癰疽含膿不破或潰後久不癒；桔梗排膿；夏枯草、穀精草散瘰癧明目；水牛角絲是犀角的代用品，取其涼血解毒之效。

服 3 劑後，患兒疼痛哭鬧之狀大有改善，胃口轉好，舌紅，苔白，仍見飲邪上犯，病證向太陽經轉歸，我心頗喜，皆因證由裏實轉向表證，是為正治，方向對頭。升清降濁，《金匱要略》「夫短氣有微飲，當從小便去之，苓桂朮甘湯主之」。太陽經飲邪之證與「苓桂朮甘湯」方證相應，故二診予此方加黃芪、絞股藍、獨腳金、夏枯草、穀精草、生麥芽，5 劑。獨腳金又名孩兒草，昔日家常藥，治小兒肝火盛每效。絞股藍藥食同源，調節中樞神經。服藥 5 劑後，眼瞼紅腫明顯消退，諸症大減。

三診以第二診原方加連翹一味，加強消癥作用，連進 10 劑。四診時，眼瘡已去十之八九，仍以前方再進 10 劑，結果痊癒。

兩個月之後，父母帶女孩再來診，眼睛靈動有神，活潑可愛，父母甚喜，唯訴眼瘡癒處皮膚稍硬，欲求十全十美。此時處以「栝蔞桂枝湯」加黃芪、桔梗、生牡蠣，10 劑。「栝蔞桂枝湯」原本所治，為太陽經表虛證又見拘急痙攣，屬痙病中之柔痙。我取其桂枝湯解外，栝蔞根甘寒潤燥，為強壯性滋潤解熱藥，全方解肌舒筋，修復軟組織。這張方的使用，看似「劍走偏鋒」，卻有奇效，10 劑服完遂完滿收功，再無復發。

本案中，三條經方猶如連珠三發，每發必中，「瀉心湯」、「苓桂朮甘湯」、「栝蔞桂枝湯」，表面上看，與眼瞼生瘡化膿扯不上甚麼關係。

第一條「瀉心湯」，本來是治吐血、流鼻血，但是只要我們理解到邪熱結於心下，火邪阻塞氣機升降要道，使用本方洩熱，就可以治心煩、

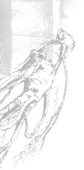

治大便乾、眼痛。這是正治之法。不同的病，用同一條方治療，叫「異病同治」。

第二條「苓桂朮甘湯」，治痰飲病的主方，多用於眩暈、冠心病、背部寒冷咳喘，亦治氣短有微飲，只要見到有飲邪上犯，尤其是小兒，用此方利而不峻，使邪從小便而去。所以我用來治小兒眼瘡，治之得法，亦獲良效。這也是「異病同治」。

第三條「栝蔞桂枝湯」，多用於治風濕、強直性脊柱炎、缺鈣等症。我用來解肌舒筋，修復軟組織，也是「異病同治」的道理。

這個病案是以純中藥完全治癒的事實，說明中醫經方的科學性。

香港中醫多數是私人執業，實質是以商業行為推動中醫的進步。這麼多中醫，市場為甚麼選擇了你而不是別人？這是數十年如一日，伏案夜讀，對業務精益求精，才會獲得市場的選擇。大家不要只看到有的醫生大把賺錢的厲害，卻不知道他們往往是用了別人賺 10 元的精力去賺取 1 元。我看到商業正在規範人的道德和技能，只有上乘的醫療技術，才可以持續發展。

有病就有方——老中醫治疑難重症病案

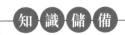

知　識　儲　備

小兒頑固眼瘡

病因：熱邪（免疫功能失調）。

典型症狀：眼瞼生出多個膿瘡，手術放膿亦不得痊癒。

生活宜忌：少吃煎炸食物，可以飲菊花茶。

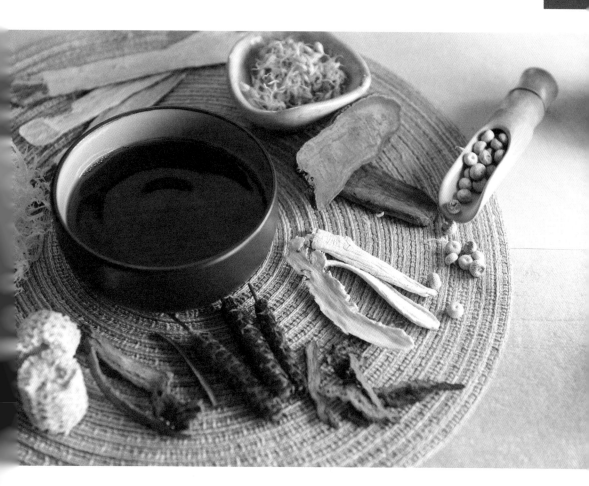

臨床用藥：大黃、黃連、黃芩、黃芪、桔梗、夏枯草、穀精草、生麥芽、粟米芯、水牛角絲。

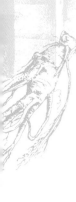

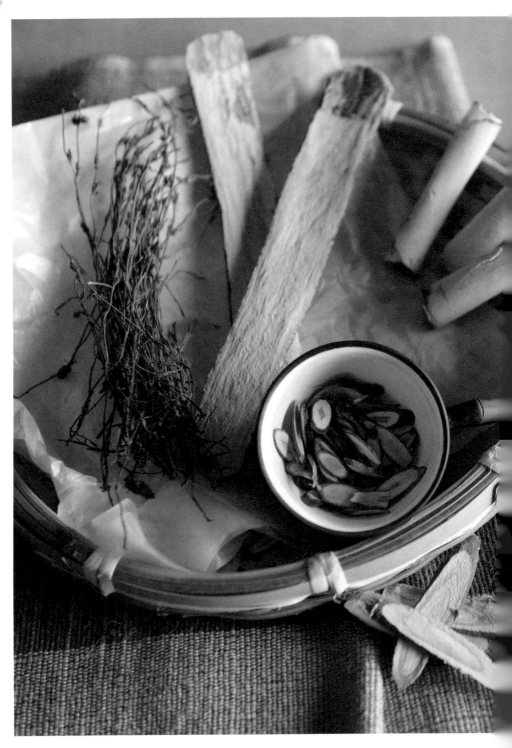

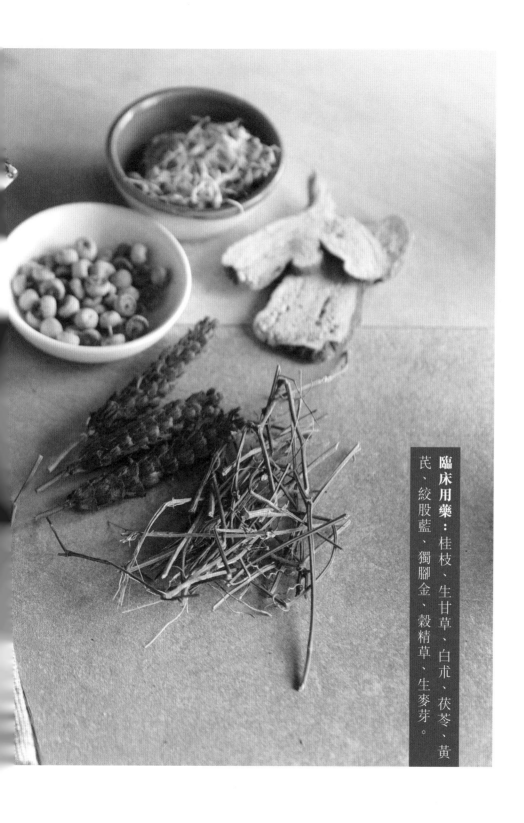

臨床用藥：桂枝、生甘草、白朮、茯苓、黃芪、絞股藍、獨腳金、穀精草、生麥芽。

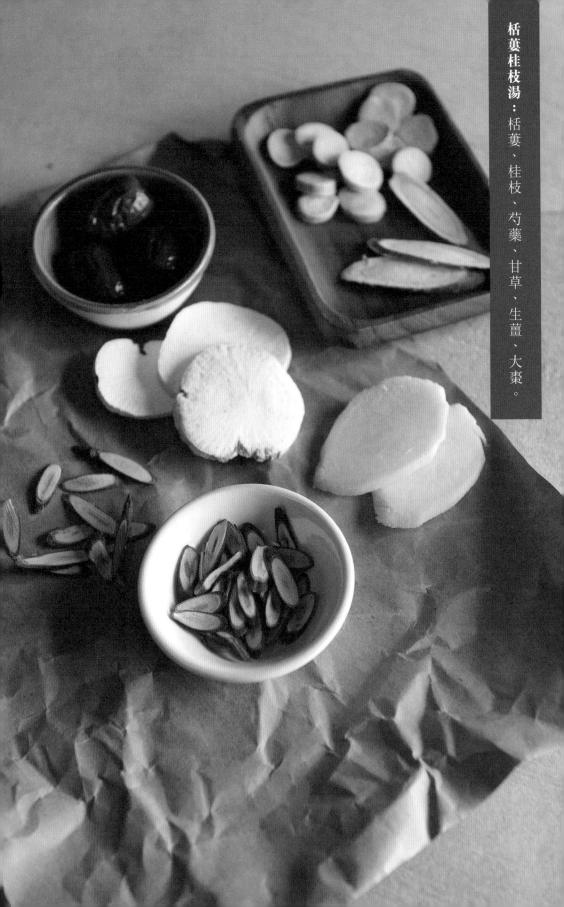

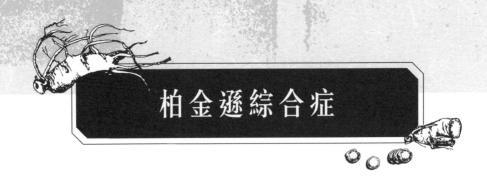

柏金遜綜合症

「柏金遜」（Parkinson's Disease 簡稱 PD）——對於這個病名相信讀者不會陌生。我經手一宗罹患此病十餘載的病人，與其說是病人，倒不如稱為忠實「粉絲」。你們一定覺得我有點奇怪，病人就病人，怎麼還扯上「粉絲」了呢？此說並非誇張，其中的緣由，就讓我從頭說起吧。

2014 年冬一個陽光和煦的午後，我如往常那樣，正準備用閒置時間整理一下病案，外面傳來輪椅的車軲轆走地聲，有把聲音說：「你好啊！我們想看醫生！未曾看過的。」字正腔不圓的，估計是帶着傭人來的吧！

「好，麻煩請填張表格，登記一下。」同事有條不紊地招呼着。

做完登記手續後，姑娘將病人引進診室。只見傭人用輪椅推着一位約莫 70 歲上下的先生，穿戴整潔，鼻樑上架着一副金絲眼鏡，兩手交叉而握，放在腿上，不失紳士風範，但是四肢卻不聽使喚，一直在震顫。陪伴進來的還有一位衣著考究的貴婦，應該是太太。輪椅後還站着一位男士，低聲說了句：「楊生、楊太，我先去看車，有事就喊我。」就快步退了出去，看架勢，帶了司機來。

　　正準備問診，卻被一把非常沙啞、含糊，用盡全身力氣想表達訴求的聲音搶先一步，可以感覺到他的焦慮。「醫師啊！是這樣的，4年前醫生診斷我患有柏金遜，這幾年來我一路都有看醫生，無論是中醫、西醫，只要是與我這個病有關的治療，我都會去嘗試，錢花了不少，但是現在卻是一日比一日差，你說怎樣辦才好呢！你知道嗎？我現在覺得自己就好像一個廢人，大便去不到，小便多到不得了，整日覺得對腳很僵硬，完全不聽使，行路也行不到。」

　　患者話剛落音，身旁的貴婦人早已按耐不住急忙幫腔：「醫師啊！你就快點幫幫他啦！他自從患有這個病便經常發脾氣，看甚麼也不順眼，使我們全家人都要受氣，尤其是我，日日跟在他身邊……我覺得自己遲早都會抑鬱。」越說聲調越高，怨氣也越大，看樣子他們一家人都泡在苦水裏了。

　　患者楊先生原本是一位商人，在生意場上摸爬滾打，終至事業有成，曾經在商界叱咤一時。怎料頑疾纏身，用他自己的話說，如：「蛟龍失水，雖螻蟻足以制之。」令人唏噓不已。

　　楊先生曾三番四次的去到北京尋求名醫相助，結果也不盡人意，他被這個病折騰得實在是精疲力盡，感覺走投無路，最後在親人介紹下找到我，抱着試試看的心態希望我可以幫到他。

柏金遜綜合症是一種常見的神經系統變性疾病，主要是因為人的大腦中有一種叫「黑質多巴胺」的神經元發生了變性死亡，在臨床上表現為一系列的綜合症狀，如靜止性震顫、運動遲緩、肌肉緊張度高、走路步態不穩，同時患者還會伴有抑鬱、焦慮、便秘、睡眠障礙等非運動方面的症狀。

楊先生最難忍受的問題是嚴重便秘，每兩個星期就需要前往醫院進行一次人工通便，深以為苦。就診時見其臉色蒼白，下肢僵硬，步履艱難，問其胃口尚可，自訴小便頻繁。舌診：舌質紅、苔白。脈診：脈沉緩。六經辨證屬陽明經夾少陰經證，體虛裏實，津枯內結。治以表裏雙解，行氣通便，方藥選用「小承氣湯」合「桂枝附子去桂加朮湯」，「桂枝甘草湯」加味番瀉葉、郁李仁、檳榔、守宮。結合針灸治療。

藥味：大黃、枳實、厚朴、白朮、附子、生薑、炙甘草、大棗、桂枝、番瀉葉、郁李仁、檳榔、守宮。

方解：「小承氣湯」對應陽明大便硬實，合番瀉葉、郁李仁、檳榔加強通下之力；柏金遜引起腸痹不蠕動，「桂枝附子去桂加朮湯」朮附相配，加守宮，逐濕解痹，且治小便頻數，方證相應。少量用「桂枝甘草湯」溫陽降逆，微微解外。每日服 1 劑，連服 6 天。6 日後覆診，症狀緩解，守方加減，每 3 天覆診 1 次，治療 30 天。

針灸治療取穴：取用十二經絡、督脈、任脈、奇經八脈、多經多穴治療，採用撚轉及提插手法，以作補瀉。每 3 天針 1 次，共針 10 次。

柏金遜是難治之症，到現在為止西方醫學對於這個疾病的研究仍是處於探索階段。我們要知道摧殘病人的有時候並不止身體之痛，還有心靈之累，此病嚴重影響到患者的生活質素，再加上引發出一連串失眠、抑鬱等問題，讓邁入古稀之年的他覺得生活在痛苦和折磨當中。

　　患者經治療後，症狀明顯改善，僅服藥就可以使大便通暢，免去灌腸的痛苦，對此我也倍感欣慰。至今患者仍在我處繼續治療，4 年來無間斷的一直「追隨」着我，所以說，稱他為病人，倒不如稱他為「粉絲」，看到他病情沒有加重，生活質素還不錯，我也算是老懷安慰了。

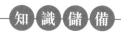

柏金遜綜合症

病因：腦黑色素退化。

典型症狀：震顫，肌肉僵硬，運動遲緩，走路步態不穩，便秘，焦慮，睡眠障礙。

生活宜忌：家居要為病人設置必須的生活設施，以防病人跌倒、燙傷，要確保病人按時服藥，並留意服藥後有否出現副作用，例如幻覺、幻聽。

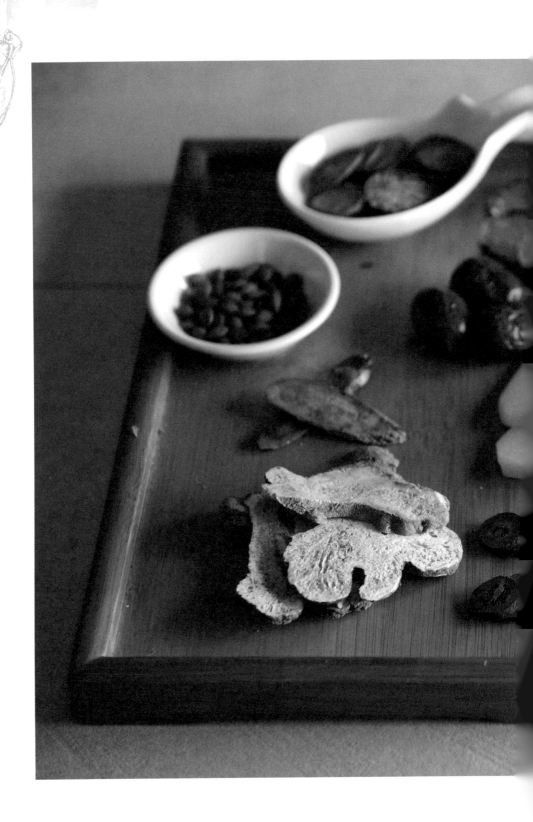

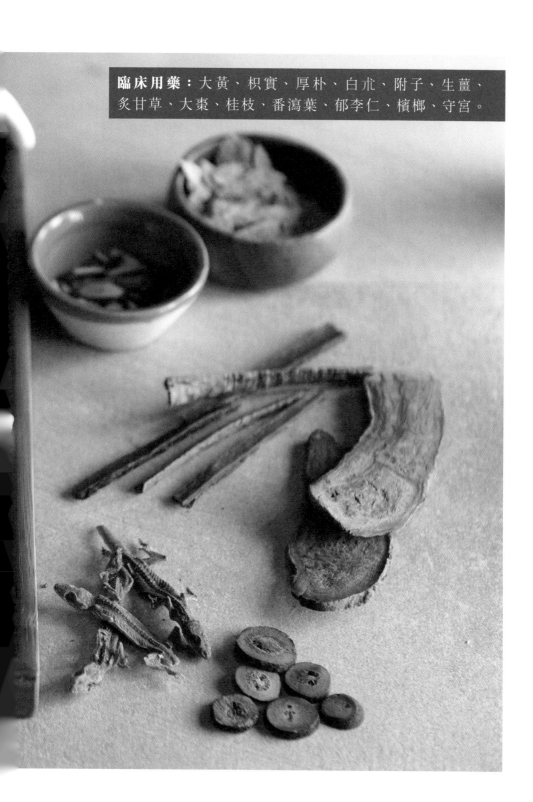

臨床用藥：大黃、枳實、厚朴、白朮、附子、生薑、炙甘草、大棗、桂枝、番瀉葉、郁李仁、檳榔、守宮。

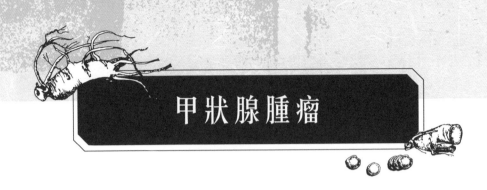

甲狀腺腫瘤

一般情況下，女性患甲狀腺腫瘤比較常見，西醫分為結節、囊腫、甲亢；中醫叫「癭瘤」或「氣癭」。男性患者比較少，但是男性荷爾蒙對甲狀腺不怎麼產生保護，不如女性患者病情平穩，所以男性一旦患上此病，家人就緊張了，老婆孩子一窩蜂地催病人做手術。

我曾經接手一例男性甲狀腺腫瘤，這位先生煙酒不沾，生活規律，體型健壯，已婚育有兩名子女，是一位標準的好丈夫、好爸爸。很偶然地發現頸部有個腫塊，經西醫檢查診斷為一側甲狀腺腫瘤，屬良性。由於瘤體較大，壓迫血管，建議手術切除。病人心想：「我這一輩子沒有患過甚麼大病，自己感覺身體還不錯，抽血檢查甲狀腺又沒有異常，如果中醫能夠治好，我就不必去開一刀了。」抱着姑且一試的心情，他簡簡單單說明來意，就叫我給他治。

談過他的工作壓力，人際關係，不存在甚麼問題。一向生活在香港，不屬於缺碘地區。爽爽朗朗、心平氣和的一個人，不知怎樣就得了「癭瘤」。近年患這種病來求診的患者好像多了起來。

患者來診時，脈細弦、緊。舌紅，苔白。頸部腫塊有鴿蛋大小，觸之不甚硬實，辨證為外邪內阻、痰濕鬱結。選用專病專方。鄧鐵濤「甲亢病方」，內有太子參、玄參、麥冬、五味子、浙貝母、山慈菇、生牡蠣、炙甘草。加味夏枯草、海浮石，加強化痰散結功效；再加一味仙鶴草，保護血管，以免萬一腫瘤壓迫血管引起出血。鄧鐵濤的「甲亢病方」含

「生脈散」和「程氏消瘰丸」的方義，「生脈散」內有人參、麥冬、五味子，益氣養陰；「消瘰丸」內有玄參、浙貝、生牡蠣，袪痰軟堅；山慈菇為甲亢必用之藥。製成此方後，每日1劑，連續服用，半月後脈象舌象逐漸見好，守方再進，配合針灸，從頭至尾只用一張方，兩個月時間頸部腫塊消失，再去醫院抽血檢查，甲狀腺各項指標均正常。這位先生很開心，果然如他所願，不用開刀了。

這樣的治療過程是很順利、很討好的，得益於鄧老前輩的智慧結晶，也得益於中藥材的妙用，在方中我加了一味仙鶴草，它對於甲狀腺病的心率調節可能起到良好作用。

知 識 儲 備

甲狀腺腫瘤

病因：免疫失調。
典型症狀：頸部甲狀腺腫塊。
生活宜忌：禁煙酒。

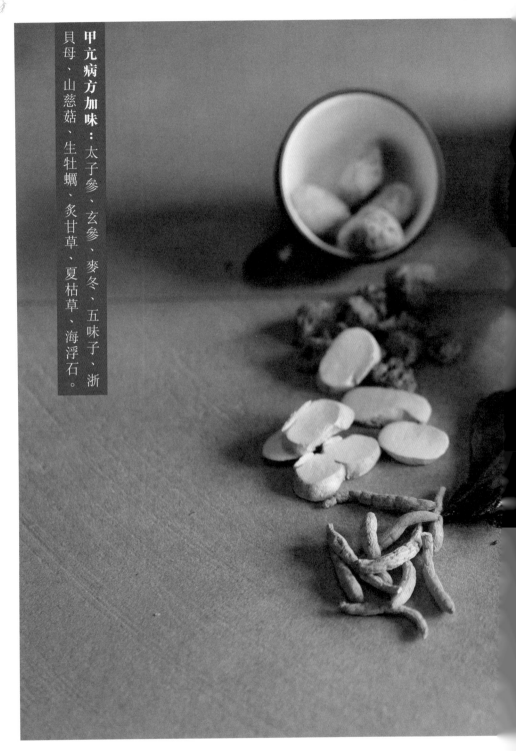

甲亢病方加味：太子參、玄參、麥冬、五味子、浙貝母、山慈菇、生牡蠣、炙甘草、夏枯草、海浮石。

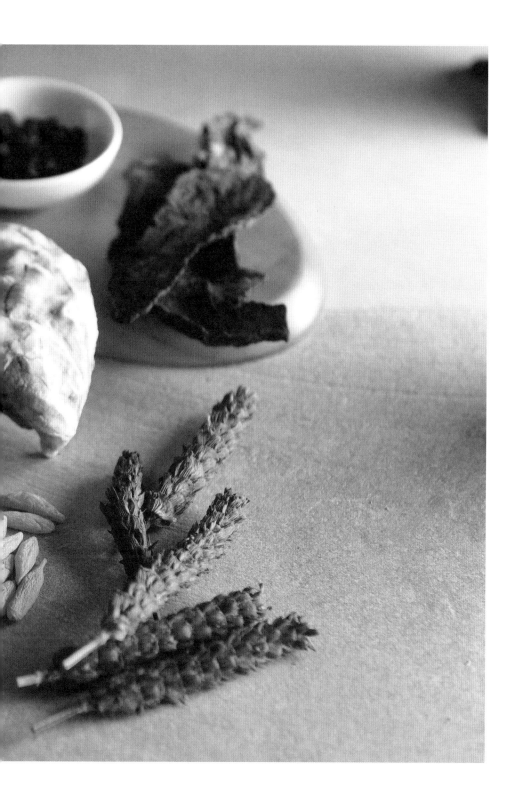

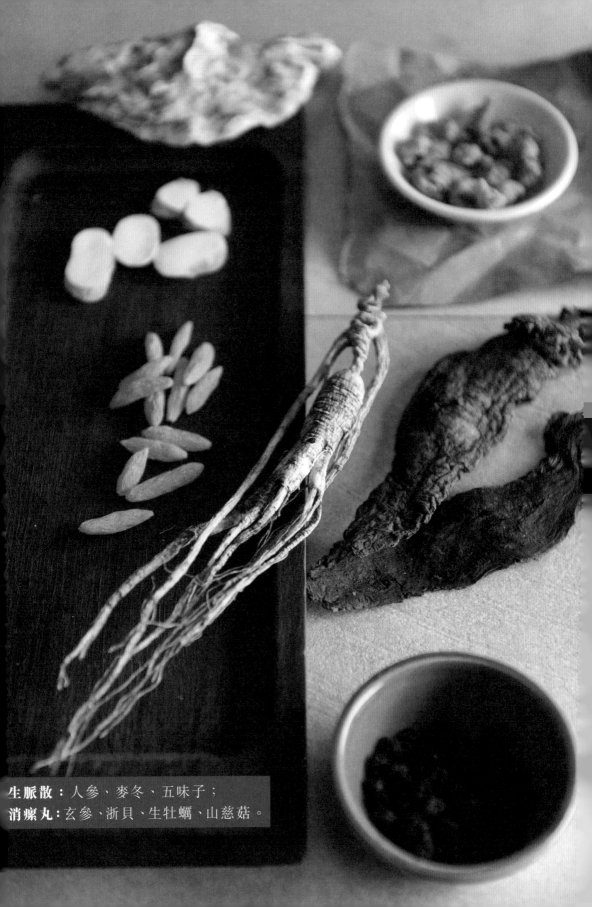

生脈散：人參、麥冬、五味子；
消瘰丸：玄參、浙貝、生牡蠣、山慈菇。

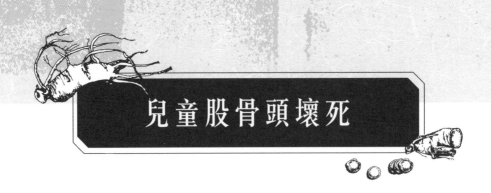

兒童股骨頭壞死

2003年中秋節後不久，有一位母親抱着她6歲大的男孩，吃力地來到診所。男孩左腿無力支撐身體，行走不便。問過病情，看了X光片，得知男孩是患左側股骨頭壞死，已經導致左側下肢肌肉萎縮，母親說，開始患兒是間歇性跛行，後來連站立都困難。

從X光片上看，左邊股骨頸位置，骨頭表面骨質好像是環繞成圈斷裂的，只剩骨的中間是相連的。這樣的情況，骨的力學功能改變了，引起髖關節疼痛，不及時治療有可能致殘。

股骨頭壞死，是中醫骨科的疑難病，屬筋骨病。兒童多數患缺血性股骨頭壞死，有時某種紅細胞貧血或紫癜症可引起此病。患兒沒有外傷史，沒有長期使用類固醇。此病的初期至中期階段，可以先行藥物治療，最後骨頭壞死的話才施行手術置換股骨頭。

西醫骨科表明，孩子還小，如果置換股骨頭之後若干年，孩子的骨骼長大了，植入的股骨不適合，還需要再動手術更換。家長很不情願，還是希望藥物治療能奏效。我給予「虎潛丸」加味，服藥一個月，配合針灸，男孩開始自己行走，應該是患處改善了，痛減了，孩子不知不覺就行走起來，但是走起來是跛行。

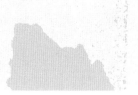

「虎潛丸」是一首溫陽驅寒、生髓活骨的驗方，源於宋朝朱丹溪。方證相應每每有驗。因此守方不改，繼續以此為主方。方中重用黃柏、知母瀉火清熱；熟地、龜板、白芍滋陰養血；虎骨以鹿角膠代替，強壯筋骨，鎖陽溫陽養筋；陳皮、乾薑溫中理氣，牽制黃柏、知母之苦寒，又使滋補之品補而不膩。加烏梢蛇、當歸、牛膝、祛風養血，引藥下行。

囑堅持服藥，少食生冷。歷時一年半，患兒骨質重新修復，除稍現長短足之外，可與正常兒童並肩行走，背書包上學，玩遊戲。

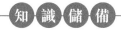

兒童 股骨頭壞死

病因：不明。

典型症狀：髖關節疼痛，患側下肢無力，肌肉萎縮，跛行，甚至站立困難。影像檢查可見股骨頭壞死。

生活宜忌：平時小心避免摔倒。多吃富含鈣質的食物，例如奶類、黃豆類。

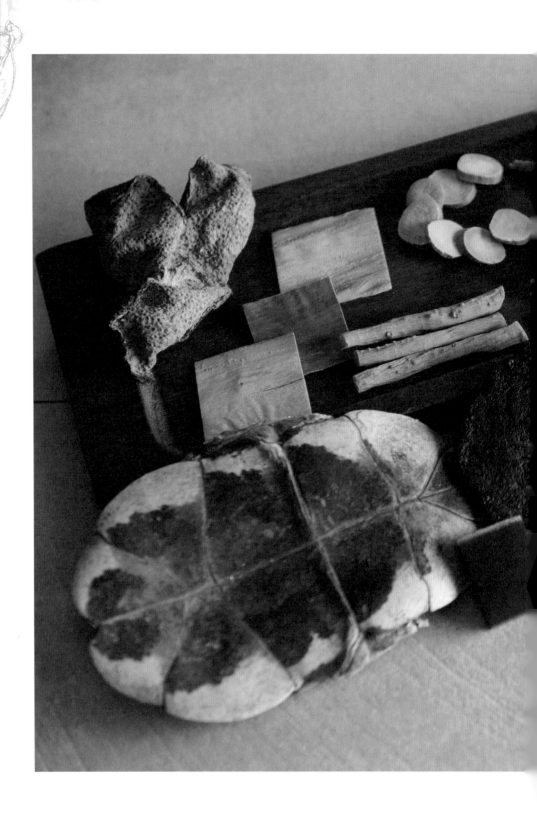

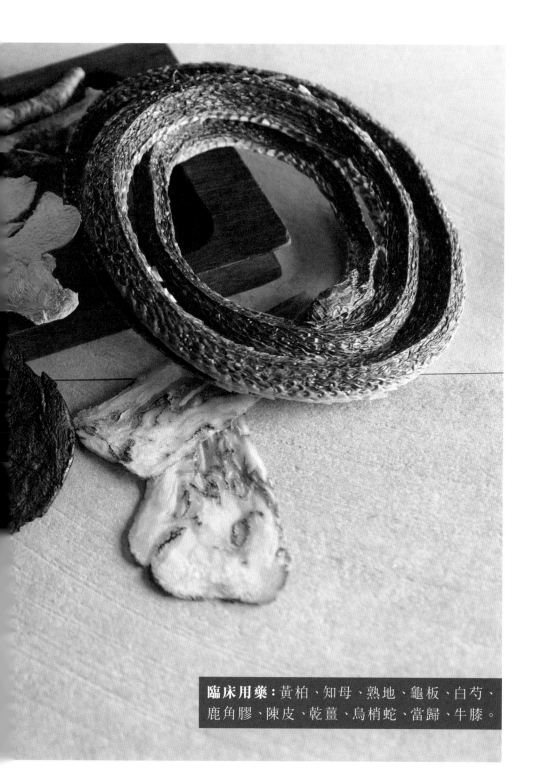

臨床用藥：黃柏、知母、熟地、龜板、白芍、鹿角膠、陳皮、乾薑、烏梢蛇、當歸、牛膝。

有病就有方

老中醫
治疑難重症病案

作者
趙生

策劃
謝妙華

編輯
嚴瓊音

攝影
細權

美術設計
Venus　Chan Chui Yin

排版
劉葉青

出版者
萬里機構出版有限公司
香港鰂魚涌英皇道1065號東達中心1305室
電話：2564 7511
傳真：2565 5539
電郵：info@wanlibk.com
網址：http://www.wanlibk.com
　　　 http://www.facebook.com/wanlibk

發行者
香港聯合書刊物流有限公司
香港新界大埔汀麗路 36 號
中華商務印刷大廈 3 字樓
電話：2150 2100
傳真：2407 3062
電郵：info@suplogistics.com.hk

承印者
中華商務彩色印刷有限公司
香港新界大埔汀麗路 36 號

出版日期
二零一九年六月第一次印刷